# 薬用植物と生薬

四季を彩る薬用植物百撰とその生薬の写真

木島孝夫　編著
髙﨑みどり

東京　廣川書店　発行

表紙写真説明：
　　日本の三大民間薬といわれるセンブリ、ジュウヤク、ゲンノショウコの花期基原植物

裏表紙写真説明：
　　漢方処方に最も多く配合される生薬がカンゾウ（甘草）である。
　　中国・新彊ウイグル自治区にて撮影した野生の *Grycyrrhiza uralensis* と
　　東北甘草の生薬標本

# 序　文

　近年、薬学教育の中で薬用植物、生薬学、天然物化学などの授業時間数が年々減少してきているように感じられる。国家試験や共用試験のなかで取り上げられる内容にも生薬学関連の中身は極めて少なく、学部教育の中でこれらの科目を学ぶ動機も機会も少なくなってしまっている。漢方薬のエキス顆粒剤は扱うが、構成生薬や基原植物にはほとんど触れる機会がないカリキュラムが進行している。

　一方、社会に出て、日常的に一般の方々から薬剤師が（薬学を学んだ者として）頼られることの中には、薬用植物や生薬の知識が問われることが多い。

　このような環境の中で、生薬とその基原植物に少しでも興味を抱き、生の植物の美しさを知って、身近なものと感じられるようにできればと願って、本書の編集に着手した。

　本書には、第十七改正日本薬局方に収載される生薬類の中から、約 100 種の生薬とその基原植物について薬局方に記載の生薬五十音順に、簡単な植物の説明と生薬の用途、主要成分の構造式を含めて記載した。また、局方収載の植物由来天然医薬品や医薬品開発のリードとなった成分を含有する植物数種についても記載し、その他民間薬やサプリメントに用いられる薬用植物数種の写真を収載した。

　薬用植物などの一部は、編著者らが日本生薬研究者訪中団の一員として十数度に亘る中国での薬用植物栽培地などを視察した際の写真もいくつか掲載したが、日本国内だけでは到底知ることができない中国での状況を見ることができた。ここに、訪中団の派遣に御尽力いただいた元日中経済貿易センター・山田寧氏に深甚の謝意を表する。また、植物の写真は千葉科学大学薬学部薬草園、京都薬科大学薬用植物園、東京都立薬用植物園、京都府立植物園などで撮影した。

　最後に、本書の出版に際して多大な御尽力をいただいた廣川書店 廣川治男社長、廣川典子常務並びに編集部 安藤香氏に心より厚く御礼申し上げる。

尚、本書に収載の写真は、全て編著者（木島・髙﨑）が撮影したものである。また、生薬標本写真は、全て千葉科学大学薬学部所蔵の生薬標本を著者が撮影したものである。

編著者：木島孝夫

髙﨑みどり

尚、記載の内容については以下の書物を参考にさせて頂いた。

第十七改正日本薬局方解説書　　（廣川書店）

天然薬物事典　奥田拓男　編　（廣川書店）

週刊朝日百科　植物の世界　　（朝日新聞社）

原色薬草図鑑 I, II　三橋 博　監修　（北隆館）

薬学生のための天然物化学　木村孟淳　編　（南江堂）

新訂生薬学　木村孟淳、田中俊弘、水上 元　編　（南江堂）

化学系薬学 III 自然が生み出す薬物　日本薬学会　編　（東京化学同人）

新訂原色 牧野和漢薬草大図鑑　岡田 稔　監修　（北隆館）

# 目　次

## 日本薬局方収載生薬

| | |
|---|---|
| アカメガシワ ―――――――――― 1 | ゴシュユ（呉茱萸）―――――――――― 39 |
| アヘン末 ―――――――――――― 2 | ゴボウシ（牛蒡子）―――――――――― 40 |
| アマチャ（甘茶）――――――――― 4 | ゴマ（胡麻）――――――――――――― 41 |
| アロエ ――――――――――――― 5 | ゴミシ（五味子）――――――――――― 42 |
| インヨウカク（淫羊藿）――――――― 6 | コンズランゴ ―――――――――――― 43 |
| ウイキョウ（茴香）――――――――― 7 | サイコ（柴胡）――――――――――― 44 |
| ウコン（鬱金）―――――――――― 8 | サイシン（細辛）――――――――――― 45 |
| エイジツ（営実）――――――――― 9 | サフラン ――――――――――――― 46 |
| エンゴサク（延胡索）―――――――― 10 | サンザシ（山査子）―――――――――― 47 |
| オウギ（黄耆）―――――――――― 11 | サンシシ（山梔子）―――――――――― 48 |
| オウゴン（黄芩）――――――――― 12 | サンシュユ（山茱萸）―――――――― 49 |
| オウセイ（黄精）――――――――― 13 | サンショウ（山椒）―――――――――― 50 |
| オウバク（黄柏）――――――――― 14 | ジオウ（地黄）――――――――――― 51 |
| 代替甘味料としても利用される植物成分 ― 15 | シコン（紫根）――――――――――― 52 |
| オウレン（黄連）――――――――― 16 | シャクヤク（芍薬）―――――――――― 53 |
| カゴソウ（夏枯草）―――――――― 18 | シャゼンシ（車前子）・シャゼンソウ（車前草） |
| ガジュツ（莪朮）――――――――― 19 | ――――――――――――― 54 |
| カッコン（葛根）――――――――― 20 | ジュウヤク（十薬）―――――――――― 55 |
| カノコソウ（吉草根）―――――――― 21 | ショウマ（升麻）――――――――――― 56 |
| カンゾウ（甘草）――――――――― 22 | シンイ（辛夷）――――――――――― 57 |
| キキョウ（桔梗根）―――――――― 24 | セネガ ――――――――――――― 58 |
| キクカ（菊花）―――――――――― 25 | センコツ（川骨）――――――――――― 59 |
| キササゲ ―――――――――――― 26 | センナ ――――――――――――― 60 |
| キジツ（枳実）―――――――――― 27 | センブリ（当薬）――――――――――― 61 |
| キョウニン（杏仁）―――――――― 28 | ソウジュツ（蒼朮）―――――――――― 62 |
| クコシ（枸杞子）・ジコッピ（地骨皮） | ソウハクヒ（桑白皮）―――――――― 63 |
| ――――――――――――― 29 | ソヨウ（紫蘇葉、蘇葉）――――――― 64 |
| クジン（苦参）―――――――――― 30 | 辛味料としても利用される植物資源 ―― 65 |
| ケイヒ（桂皮）―――――――――― 31 | ダイオウ（大黄）――――――――――― 66 |
| ケツメイシ（決明子）―――――――― 32 | タイソウ（大棗）――――――――――― 68 |
| ゲンノショウコ ――――――――― 34 | タクシャ（沢瀉）――――――――――― 69 |
| コウカ（紅花）―――――――――― 36 | タンジン（丹参）――――――――――― 70 |
| コウボク（厚朴）――――――――― 37 | チクセツニンジン（竹節人参）――――― 71 |
| ゴシツ（牛膝）―――――――――― 38 | チモ（知母）――――――――――――― 72 |

チョウジ（丁子、丁香）──────── 73
チョウトウコウ（釣藤鈎、釣藤鈎）
　　　────────────── 74
チンピ（陳皮）──────────── 75
テンモンドウ（天門冬）────── 76
トウガラシ（蕃椒）──────── 77
トウキ（当帰）──────────── 78
トウニン（桃仁）──────── 79
トウヒ（橙皮）──────────── 80
トコン（吐根）──────────── 81
トチュウ（杜仲）──────── 82
天然色素原料として利用される植物資源
　　　────────────── 83
ニガキ（苦木）──────────── 84
ニクズク（肉豆蔲）──────── 85
ニンジン（人参）・コウジン（紅参）
　　　────────────── 86
ニンドウ（忍冬）──────── 88
バイモ（貝母）──────────── 89

ハッカ（薄荷）──────────── 90
ハマボウフウ（浜防風）────── 91
ハンゲ（半夏）──────────── 92
ビャクゴウ（百合）──────── 93
ビンロウジ（檳榔子）────── 94
ブシ ────────────────── 95
ベラドンナコン ────────── 96
ボウイ（防已）──────────── 97
ボウコン（茅根）──────── 98
ボタンピ（牡丹皮）──────── 99
マオウ（麻黄）──────────── 100
マシニン（麻子仁、火麻仁）──── 102
モクツウ（木通）──────── 103
ヨクイニン（薏苡仁）────── 104
リュウタン（竜胆）──────── 105
リョウキョウ（良姜）────── 106
レンギョウ（連翹）──────── 107
レンニク（蓮肉）──────── 108
ロートコン ────────────── 109

## 日本薬局方収載油脂類
オリブ油 ────────────── 110
カカオ脂 ────────────── 111

ナタネ油 ────────────── 112
ヒマシ油 ────────────── 113

## 日本薬局方収載天然医薬品基原植物
イヌサフラン ────────── 114
インドジャボク ────────── 115
コカノキ ────────────── 116
コーヒーノキ ────────── 117
ジギタリス、ケジギタリス ──── 118

ナンテン ────────────── 119
ニチニチソウ ────────── 120
ポドフィルム ────────── 121
ムラサキウマゴヤシ ──────── 122

## 局方外生薬やサプリメントの基原植物
ウメ ──────────────── 123
カタクリ ────────────── 123
カミツレ ────────────── 123
カリン ──────────────── 123
キランソウ ────────────── 123
キンミズヒキ ────────── 123

コエンドロ（コリアンダー）──── 124
シチヘンゲ（ランタナ）────── 124
ザクロ ──────────────── 124
シラン ──────────────── 124
セイヨウオトギリソウ ────── 124
セイヨウタンポポ ────────── 124

タチジャコウソウ（タイム）--------- 125

エゾネギ（チャイブ）-------------- 125

ニオイテンジクアオイ ------------- 125

ネムノキ ----------------------- 125

ハマゴウ ----------------------- 125

ハマナシ（ハマナス）-------------- 125

ヒガンバナ（マンジュシャゲ）------- 126

ビャクブ ----------------------- 126

フジ -------------------------- 126

フジバカマ --------------------- 126

ベニノキ ----------------------- 126

マイカイ ----------------------- 126

ムベ -------------------------- 127

ムラサキバレンギク --------------- 127

ヤエヤマアオキ（ノニ）------------ 127

ヤマモモ ----------------------- 127

ユキノシタ --------------------- 127

マンネンロウ（ローズマリー）------- 127

ワサビ ------------------------ 128

ワタ -------------------------- 128

オオアザミ（マリアアザミ）--------- 128

カキ -------------------------- 128

シクンシ ----------------------- 128

トウサイカチ ------------------- 128


日本語索引 --------------------------------------------------- 129

外国語索引 --------------------------------------------------- 132

## アカメガシワ

英名：Mallotus Bark　　　　ラテン名：Malloti Cortex

基原：アカメガシワ *Mallotus japonicas* Mull. Arg.（トウダイグサ科 Euphorbiaceae）の樹皮

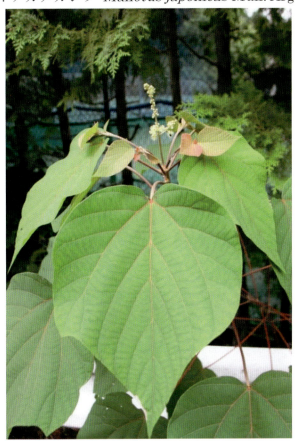

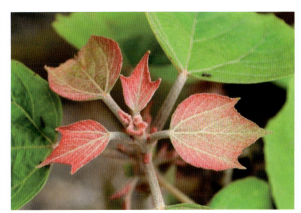

　日本各地の山地や川の土手、空き地などに自生する樹高 5〜10m の雌雄異株落葉高木で、極めて成長が早い。また、新しくできた空き地などに最初に出現するパイオニア植物の1つである。新芽や若葉には鮮紅色の星状毛が密生しているため、芽が赤く見えることからアカメガシワの名が付いた。葉は赤く長い葉柄を持ち、三大葉脈があり小脈は平行する。初夏には枝先に円錐状または総状に小花を付ける。

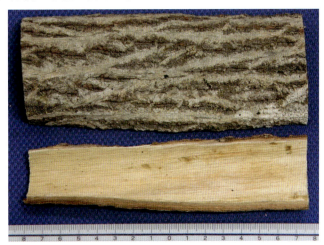

bergenin

　生薬は、厚さ 1〜3mm の板状または半管状で、外面には、灰白色から褐色の皮目が縦縞状に認められる。折面はやや繊維性である。味はやや苦く収斂性がある。樹皮や葉にはガロタンニンと共にイソクマリン類 bergenin が主要成分として含有される。bergenin には抗潰瘍作用が認められており、樹皮のエキス剤が消化性潰瘍治療薬として、胃潰瘍、十二指腸潰瘍などに用いられている。

## アヘン末

英名：Powdered Opium　　　ラテン名：Opium Pulveratum

基原：*Papaver somniferum* L.（ケシ科 Papaveraceae）の未熟果実の乳液を固めたもの

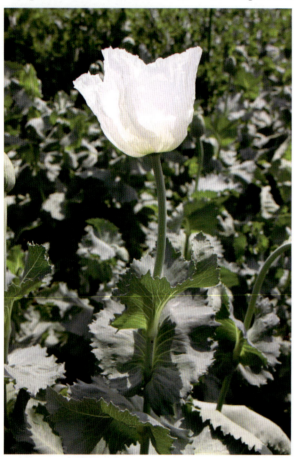
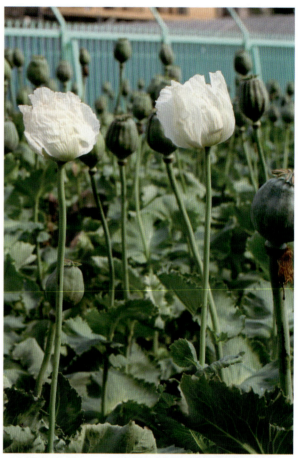

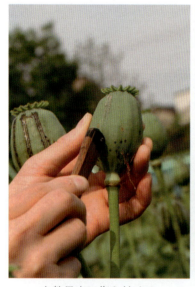
未熟果実に傷を付ける

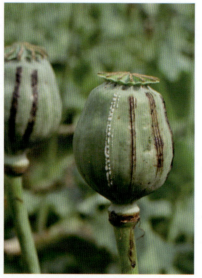
未熟果実から滲みだす乳液

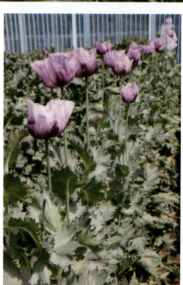
*P. setigerum*

ヨーロッパ東部から西アジア原産とされる一年草で、草丈1～1.5mとなる。茎は直立し強剛で、互生する葉は長楕円形、辺縁に欠刻があり無柄で茎を抱く。5～6月頃、白色から帯紫色の大型の花は頂生し、蒴果は楕円球状で頂端に放射状の柱頭を残している。未熟果実に傷をつけ、分泌する白色乳液が空気に触れ黒色を帯びたものを採取してアヘン（阿片）とする。インドは主要な生産地である。麻薬に指定されるmorphine, codeineのほか非麻薬性の鎮痙薬papaverine, 非麻薬性の鎮咳薬noscapineなどのアヘンアルカロイドを含有し、重要な医薬品原料である。

アヘンに含有される局方収載医薬品

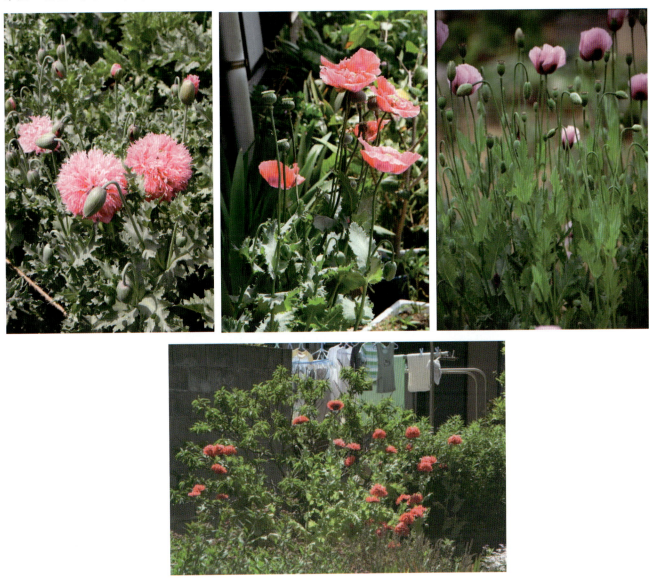

家庭の花壇・庭先に観賞目的？で違法栽培されているケシ

違法に栽培される園芸種（モルヒネをはじめとするアヘンアルカロイドを生合成するため栽培が禁止されている）は *Papaver setigerum* 以外にもボタンのような八重咲きのものなどが多く見られる。いずれも葉が茎を抱く（葉柄を欠く）、茎などにほとんど毛がない、などの形態学的特徴は同じである。

## アマチャ（甘茶）

英名：Sweet Hydrangea Leaf　　　ラテン名：Hydrangeae dulcis Folium

基原：アマチャ *Hydrangea macrophylla* Ser. var. *thunbergii* Makino （ユキノシタ科 Saxifragaceae）の葉及び枝先

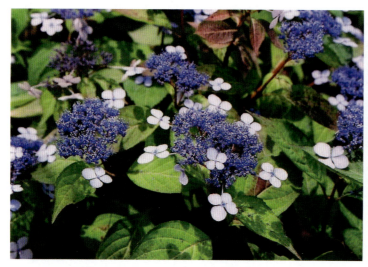
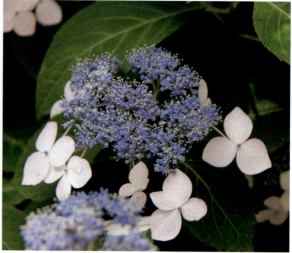

　日本の中部山地にまれに自生する落葉低木であるが、ヤマアジサイ（*Hydrangea* spp.）のうち甘味のある成分変異品種を栽培している。7〜8月頃、枝先に雄蕊10本、花柱3〜4個の両性花を集散花序に付ける。周辺の雄蕊、雌蕊が退化し、がく片4枚が発達した装飾花は、初め青色で後に淡紅色に変わる。

　甘味を呈するのは *d*-phyllodulcin であるが、葉には甘味のない配糖体 8-*O*-glucoside として存在し、加工調製中に発酵・加水分解され甘味を呈する。丸剤などの矯味薬、口腔清涼剤などの製造原料とされる。

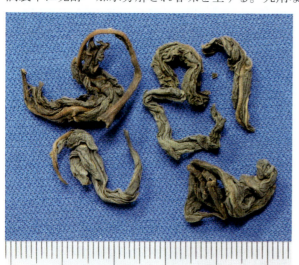

収穫した生葉を発酵後手でよく揉み、乾燥したもので、暗緑色から暗黄緑色の葉が、しわがよって縮んでいる。

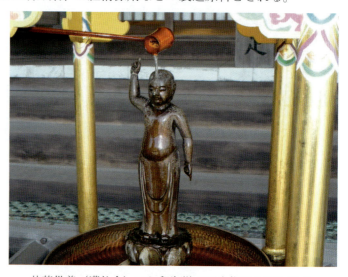

甘茶供養（灌仏会）でお釈迦様の誕生像に甘茶を注ぐ
（千葉県銚子市　妙福寺）

## アロエ

英名：Aloe　　　　ラテン名：Aloe

基原：*Aloe ferox* Mill. 又は *A. africana* Mill., *A. spicata* Baker との雑種（ユリ科 Liliaceae）の葉から得た液汁を乾燥したもの

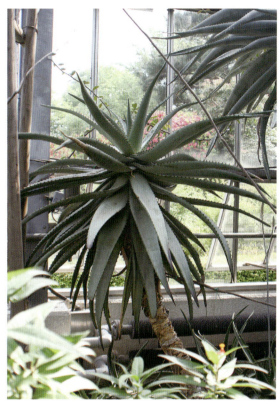
*Aloe ferox*

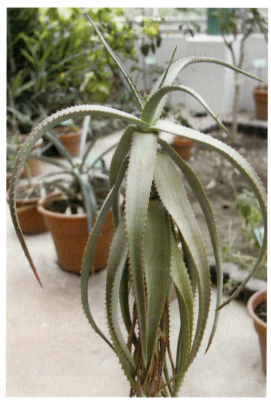
*Aloe africana*

　いずれも南アフリカ原産の木本性多肉植物である。*A. ferox* は *Aloe* 属中、最も大型の種で高さ 6m に達し、黄緑色披針形の葉がロゼット状に 20〜50 枚付く。採集した *Aloe* 属植物の葉の切り口から出る液汁を貯留・乾燥する。北アフリカでは紀元前から既に薬用とされていた。日本へは南アフリカ連邦ケープ州で生産されるケープアロエが輸入されている。

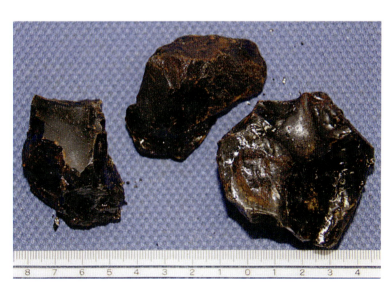

　生薬は、黒褐色から暗褐色の不整な塊で、破砕面は平滑なガラス状を呈している。アンスロン配糖体 barbaloin、アントラキノン誘導体 aloe－emodin などを含有し、緩下薬として末を用いている。

## インヨウカク（淫羊藿）

英名：Epimedium Herb　　　　ラテン名：Epimedii Herba

基原：イカリソウ *Epimedium grandiflorum* Morren var. *thunbergianum* Nakai, ホザキイカリソウ *E. sagittatum* Maxim., トキワイカリソウ *E. sempervirens* Nakai, キバナイカリソウ *E. koreanum* Nakai 又は *E. pubescens* Maxim., *E. brevicornum* Maxim., *E. wushanense* T.S. Ying（メギ科 Berberidaceae）などの地上部

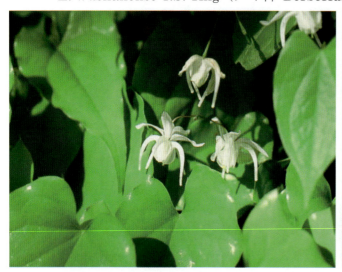 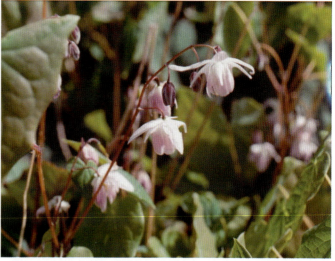

　イカリソウ、トキワイカリソウ、キバナイカリソウなどは、日本各地の山野森林に分布し、他は中国の陝西、四川、甘粛などに分布する草丈20〜40cmほどの多年生草本である。同属は25種ほどが存在するが、4〜5月に4枚の花弁と、中に蜜をためる距を突き出し、錨に似た白色から淡紫色の小花を付ける。

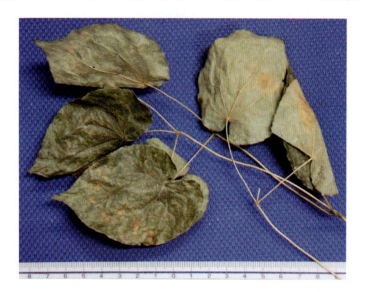

　生薬は、茎と3出複葉の長さ3〜20cm、幅2〜8cmほどのハート形の小葉からなり、基部には15〜70mmの小葉柄を有している。icariinなどのプレニルフラボノールの配糖体を含有し、強壮・強精薬として薬用酒などに利用されることが多い。薬用としての淫羊藿の主産地は中国（四川、東北地区）であり、朝鮮産も流通する。

## ウイキョウ（茴香）
英名：Fennel　　　　ラテン名：Foeniculi Fructus

基原：ウイキョウ *Foeniculum vulgare* Mill.（セリ科 Umbelliferae）の果実

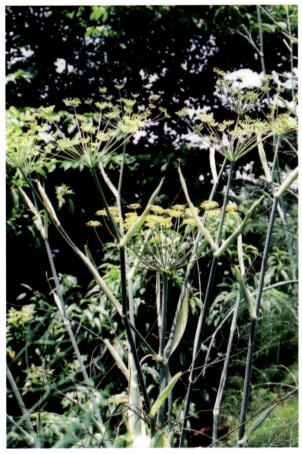
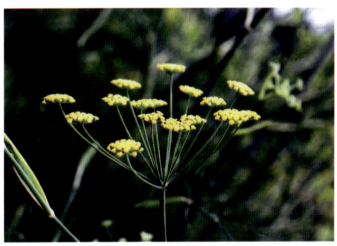

　南ヨーロッパ原産、世界各地で栽培される多年生草本である。直立した茎が高さ 1～2m となり、全草黄緑色で特有の芳香を有している。夏期、分枝した枝先に黄色の小花を多数、複散形花序に付ける。果実は長さ 6～10mm、径 1～2mm の紡錘形の双懸果で、果皮には油道があり、強い香りを有している。葉、果実はともに香草・香辛料として食用に供され英名フェンネルとして知られるほか、果実は芳香性健胃薬・駆風薬として利用される。セリ科に属するクミン、アニス、イノンドなどの果実も香辛料として古くから用いられてきた。

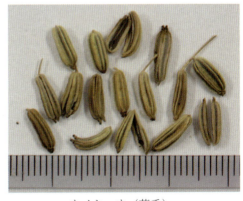
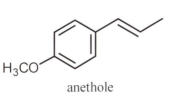
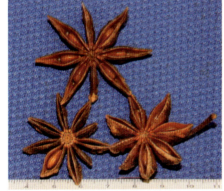

ウイキョウ（茴香）　　　　　　　　　　　　　　　　　ダイウイキョウ（大茴香・八角）

　生薬には、anethole などのフェニルプロパノイド類を主成分とする精油が多量に含有されており、安中散、丁香柿蒂湯などの漢方処方にも配合される。水蒸気蒸留して得られる精油は、ウイキョウ油として用いられるが、シキミ科 *Illicium verum* の果実・ダイウイキョウ（大茴香、八角）もウイキョウ油の原料とされる。

## ウコン（鬱金）

英名：Turmeric　　　　ラテン名：Curcumae Longae Rhizoma

基原：ウコン *Curcuma longa* L.（ショウガ科 Zingiberaceae）の根茎

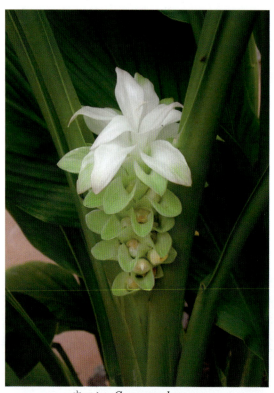
ウコン *Curcuma longa*

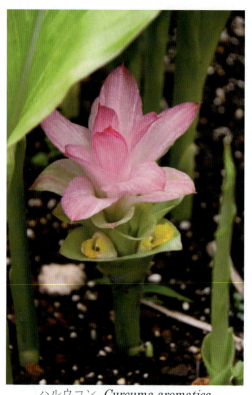
ハルウコン *Curcuma aromatica*

　熱帯アジア原産、インド、中国南部、沖縄などで栽培される多年草である。秋（8〜9月頃）円柱形の穂状花序が互生する葉の間に伸び、花序上部は白色の苞葉の先端部が淡紫色となる。花序下部には、淡緑色苞葉の腋に黄色の花を付ける。日本では5月頃、葉の出る前に花茎がのびて紅紫色の苞をつける同属のハルウコン *C. aromatica* の根茎を姜黄（キョウオウ）と称する。日本薬局方では *C. longa* のみを基原植物として規定しているが、中国では *C. longa* の根茎を姜黄、*C. aromatica* の根茎を鬱金・郁金としている。

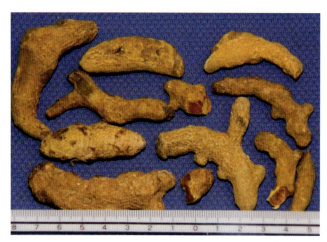

curcumin

　肥大した根茎を湯通しした後乾燥し、生薬・鬱金として利胆薬、健胃薬原料とする。生薬の切断面は濃黄色から濃橙色を呈し、特有の香りを有している。また、黄色色素 curcumin をはじめとするジアリルヘプタノイドを多量に含有しており、カレー粉などの香辛料や染料、食品着色料としても利用されてきた。curcumin には抗酸化作用が認められるほか、利胆作用、肝機能亢進作用などが報告され、機能性食品としても利用されている。

## エイジツ（営実）

英名：Rose Fruit　　　　　ラテン名：Rosae Fructus

基原：ノイバラ *Rosa multiflora* Thunb.（バラ科　Rosaceae）の偽果又は果実

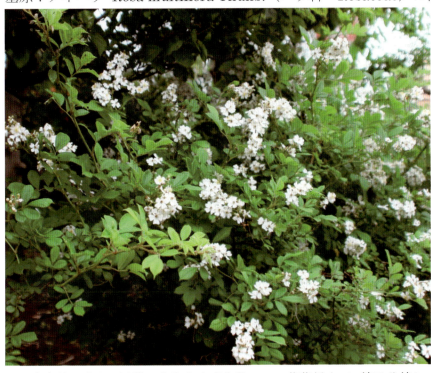
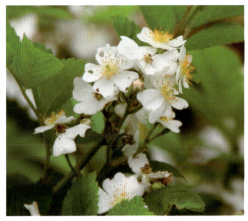

　日本各地の山野、河岸に自生する高さ約 2m の落葉低木で、枝は分枝してつる状に伸び、多くの棘を有している。葉は奇数羽状複葉で、初夏に白色から淡紅色 5 弁の花を付ける。秋に球状の偽果が赤熟し、内部に 5〜10 個の真果（堅果）を有している。小葉が革質で光沢のある類似植物テリハノイバラ *R. wichuraiama* は分布域がより広く、その偽果が過去には同様に用いられたが、現在は市場性がない。

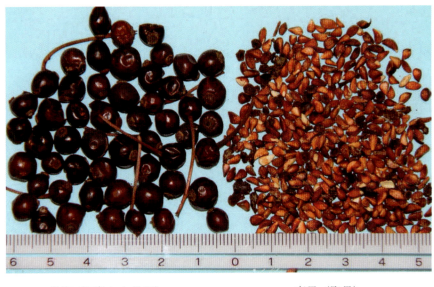

営実（紅熟した偽果）　　　　　真果（堅果）

multiflorin A

　生薬・偽果は、赤色から赤褐色の滑らかな艶がある球形で一端に約 1 cm の果柄を付けていることがある。真果は淡黄赤色の長さ 4〜5mm、径 2mm の不整な卵形を呈している。multiflorin A などのフラボノール配糖体を含有し、利尿、緩下薬として生薬製剤に配合される。

## エンゴサク（延胡索）

英名：Corydalis Tuber　　　　　ラテン名：Corydalis Tuber

基原：*Corydalis turtschaninovii* form. *yanhusuo* Y.H.Chou et C.C Hsu（ケシ科　Papaveraceae）の塊茎

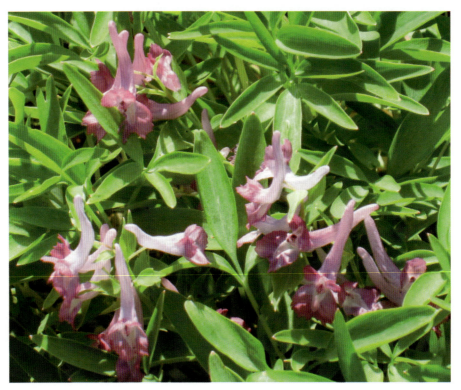

　中国各地で栽培される草丈 10〜20cm の多年生草本で、主な産地は浙江省である。4月頃、4〜7個の長さ約2cm の紅紫色の花を横向きに付ける。基原植物名は幾度か変更されているが、現在市場にある生薬の基原は上記とされている。日本には近縁のジロボウエンゴサクが野生するが、現在生薬の市場性はない。浙江省産の生薬を玄胡と称している。

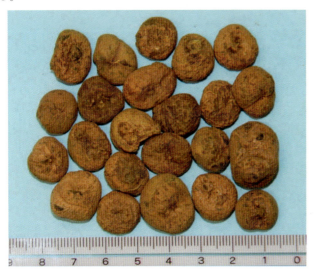

　生薬は、外面が灰黄色から灰褐色、径 1〜2cm 偏球形を呈し、片側に茎の跡がある。*l*−corydaline, protopine などのベンジルイソキノリンアルカロイドが多種含有され、鎮痛作用を有し、安中散、牛膝散、折衝飲などの漢方処方に配合されている。

## オウギ（黄耆）

英名：Astragalus Root　　　　ラテン名：Astragali Radix

基原：キバナオウギ *Astragalus membranaceus* Bunge 又は *A. mongholicus* Bunge
　　　（マメ科　Leguminosae）の根

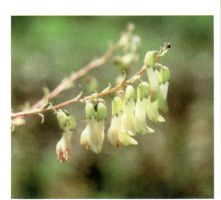
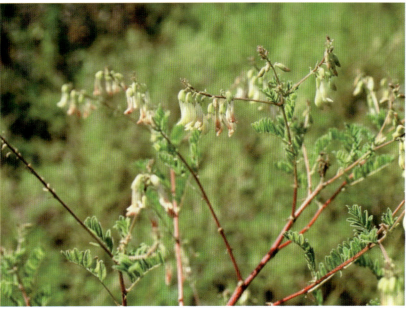

　中国東北部、華北、蒙古、ロシア、朝鮮に分布する高さ 50～100cm の多年生草本で、主根は長く太い棒状で、茎は直立し、6～10 数対の小葉を付ける奇数羽状複葉となる。7～8 月に淡黄色の蝶形花を総状花序に付ける。

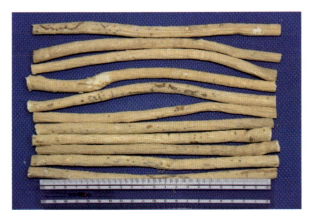
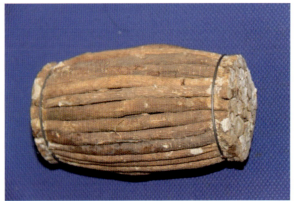

砲台黄耆（山西省産）

　生薬は、径 1～3cm、長さ 30～70cm で外面が灰黄色から黄褐色の棒状である。質は緻密で、柔軟、繊維性で折れにくい。イソフラボノイド formononetin、トリテルペノイドサポニン astragaloside 類を含有し、七物降下湯、十全大補湯、清暑益気湯、人参養栄湯、当帰飲子、防已黄耆湯、補中益気湯などの利尿、保健強壮薬とみなされる漢方処方に配合される要薬である。

formononetin

astragaloside IV

## オウゴン（黄芩）

英名：Scutellaria Root　　　　ラテン名：Scutellariae Radix

基原：コガネバナ *Scutellaria baicalensis* Georgi （シソ科 Labiatae）の周皮を除いた根

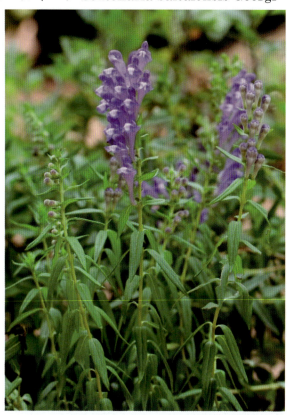
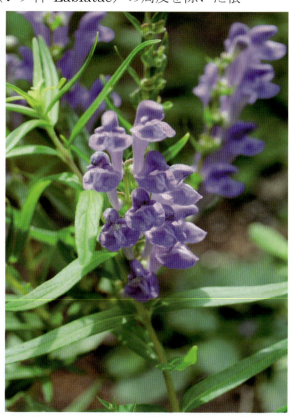

　中国北部、シベリア原産の高さ 20〜50cm の多年生草本で、中国各地で栽培され薬用に供されている。円錐形の主根を持ち、7〜8月に花冠約 2.5cm の青紫色の唇形花を穂状花序に付ける。根はフラボノイド類を含有し、周皮を除くと濃い黄色を示す。

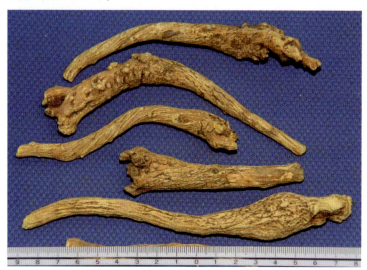

baicalein　$R_1$ = OH, $R_2$ = H, $R_3$ = H
baicalin　$R_1$ = OH, $R_2$ = Glc A, $R_3$ = H
wogonin　$R_1$ = H, $R_2$ = H, $R_3$ = OCH$_3$

amlexanox

　生薬は、長さ 5〜20cm の円錐状、円柱状または半管状で、外面は黄褐色を呈し、明瞭な縦じわを認める。上端には茎の残基又は跡が認められ、質は硬く折面は黄色を呈する。フラボノイド wogonin、baicalin を含有し、漢方処方薬として小柴胡湯、大柴胡湯、柴胡桂枝湯、柴苓湯、柴陥湯などの柴胡剤に配合され、半夏瀉心湯、黄連解毒湯、三黄瀉心湯など黄連とも配合されるほか、多数の漢方処方に配合される要薬である。
　一方、フラボノイド baicalein をリード化合物として、抗アレルギー薬 amlexanox が開発された。

## オウセイ（黄精）

英名：Polygonatum Rhizome　　　　ラテン名：Polygonati Rhizoma

基原：ナルコユリ *Polygonatum falcatum* A. Gray, カギクルマバナルコユリ *P. sibiricum* Redoute, *P. kingianum* Collet et Hemsl., *P. cyrtonema* Hua （ユリ科 Liliaceae）の根茎

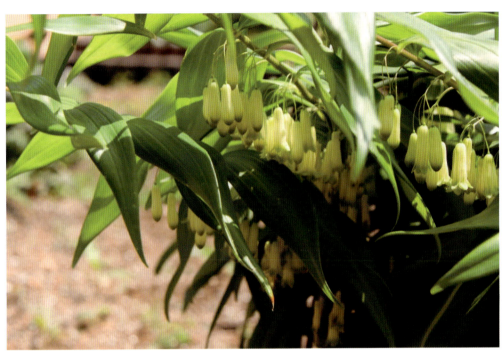

　北海道から九州の山地の樹陰に自生分布する単子葉多年生草本である。茎は斜め上方に伸び、ササに似た披針形の葉が互生する。5～6月頃、葉の付け根から1本の花柄が出て先に3～5個の長さ2cmほどの白色筒状の花を下向きに付ける。花が並んで下垂する様子が水田で害鳥を追い払う鳴子に似ていることから和名が付いた。
　同属のアマドコロ *P. officinale* の根茎は萎蕤（イズイ）として区別して用いられる。

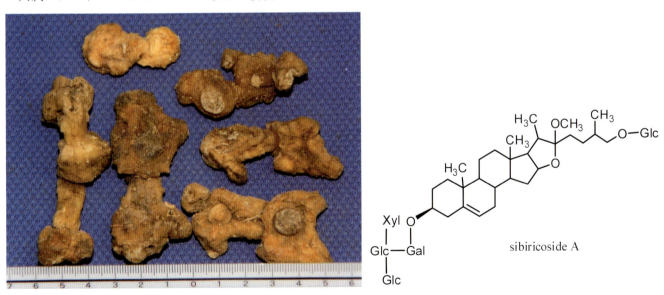

　生薬は、長さ5～10cmの不整の円柱状で不規則な結節塊状を呈している。外面は黄褐色で上面には地上茎の跡が円形節状に突出している。多糖類 falcatan やステロイド配糖体 sibiricoside 類などを含有し、滋養強壮薬として、病後の衰弱や肺結核などに用いられるほか、高血圧、糖尿病などに効果が期待され、生薬製剤に配合される。また、焼酎に漬け、黄精酒として用いられることもある。

## オウバク（黄柏）

英名：Phellodendron Bark　　　　ラテン名：Phellodendri Cortex

基原：キハダ *Phellodendron amurense* Rupr., *P. chinense* C.K. Schneider （ミカン科 Rutaceae）の周皮を除いた樹皮

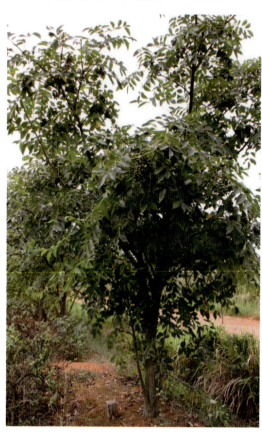
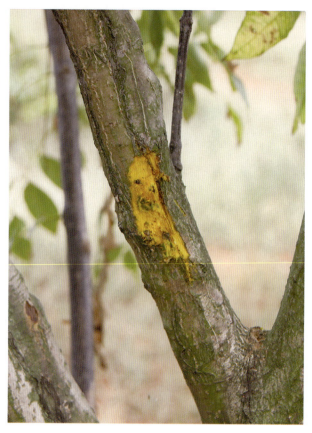

　東アジア北部の山地、日本各地の山地に自生する高さ 25m に達する雌雄異株の落葉高木である。樹皮のコルク層を除いた内皮がベルベリンによる鮮黄色を呈することからキハダといわれる。

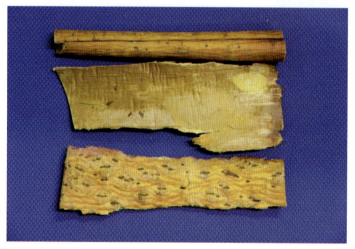

　生薬は、中国四川省、雲南省などで生産され、日本でも徳島県、奈良県などで生産される。厚さ 2～4mm の板状、半管状で、外面は灰黄褐色、内面は黄色を呈している。ベンジルイソキノリンアルカロイド berberine、palmatine 並びに苦味質 obakunone などを含有し、抗菌性止瀉薬ベルベリン塩化物の製造原料でもある。

　また、黄連解毒湯、温清飲、柴胡清肝湯、七物降下湯などの漢方処方にも配合されている。止瀉・苦味健胃薬として胃腸薬原料とされ、陀羅尼助、百草などの家庭薬や、打身、捻挫などに対する貼付薬原料にもされる。

## 代替甘味料としても利用される植物成分

　肥満や糖尿病などの生活習慣病に伴う多くの疾病に対する予防や治療過程において、ショ糖の代替甘味料を用いる機会が多くなったが、合成甘味料に対する問題点が種々指摘され、天然代替甘味物質への期待が高まってきている。メロンやブドウなどのフルーツに含有される erythritol、白樺の材に含まれる xylitol、ナナカマドや海藻類に含まれる D-sorbitol、海藻類に広く含まれる D-mannitol などの糖アルコール類は、元来植物に含有される天然甘味物質であるが、現在では、低カロリー甘味料や食品添加物、賦形剤などとして xylose や D-glucose を還元することにより大量に工業生産されている。

　また、甘草中のトリテルペノイド配糖体 glycyrrhizin、アマチャの葉を発酵させた甘茶に含まれる phyllodulcin、ステビア葉中のジテルペノイド配糖体 stevioside 類、羅漢果中のトリテルペノイド配糖体 mogroside 類などが高等植物由来の非糖質甘味物質として利用されている。glycyrrhizin は、塩なれ効果（甘味の立ち上がりが塩味と同じ）の特性から醤油、味噌、漬け物、佃煮などの加工食品に、stevioside 類は清涼飲料などの甘味料として大量に利用されている。これら天然由来の非糖質甘味物質は、低カロリー甘味料や糖尿病患者に対する代替甘味料として極めて有用である。さらにその摂取対象者や摂取量を鑑みると、甘味だけでなくそれらの機能性を検討することが極めて重要であると考えられる。

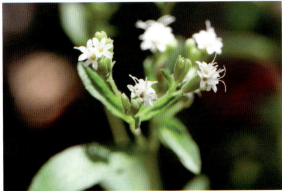
ステビア

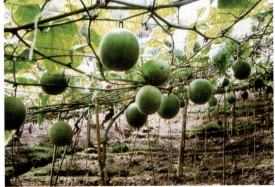
ラカンカ（広西壮族自治区永福）

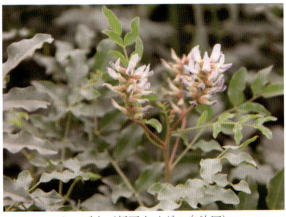
カンゾウ（新疆ウイグル自治区）

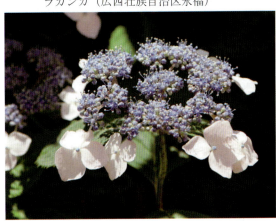
アマチャ

## オウレン（黄連）

英名：Coptis Rhizome　　　　　ラテン名：Coptidis Rhizoma

基原：オウレン *Coptis japonica* Makino, *C. chinensis* Franch., *C. deltoidea* C.Y.Chen et Hsiano, *C. teeta* Wall.（キンポウゲ科 Ranunculaceae）の根をほとんど除いた根茎

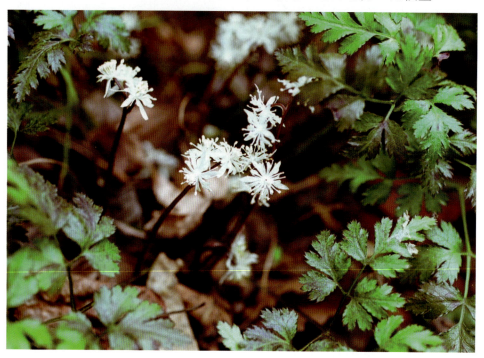

　*C. japonica* は日本特産で、山林の樹林下に自生する多年生草本であるが、現在自生は少なく、ほとんどが栽培品である。早春に 10〜20cm の高さの花茎を出し、上部に径約 1cm の白色小花を通常 3 個付ける。花弁は線形で、多数の雄蕊と雌蕊を有し、その後花柄の先端に数個から十数個の袋果を輪状に配列する。小葉の分裂程度により、キクバオウレン、セリバオウレン、コセリバオウレンなどの変種が存在する。根茎は短くやや肥厚し、多数のひげ根を出すが、細根やひげ根を除き生薬・黄連とする。我が国では古くから重要な薬物であり、各地で栽培生産され、加賀、越前、丹波、因州、佐渡黄連などの名が付けられていた。

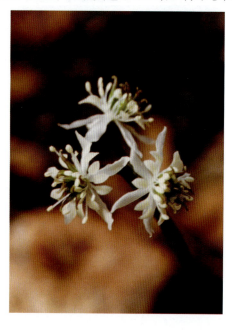
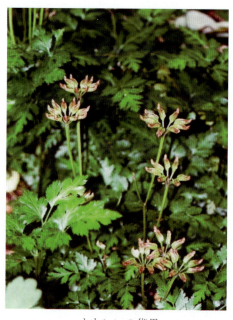

オウレンの袋果

## 各種生薬黄連

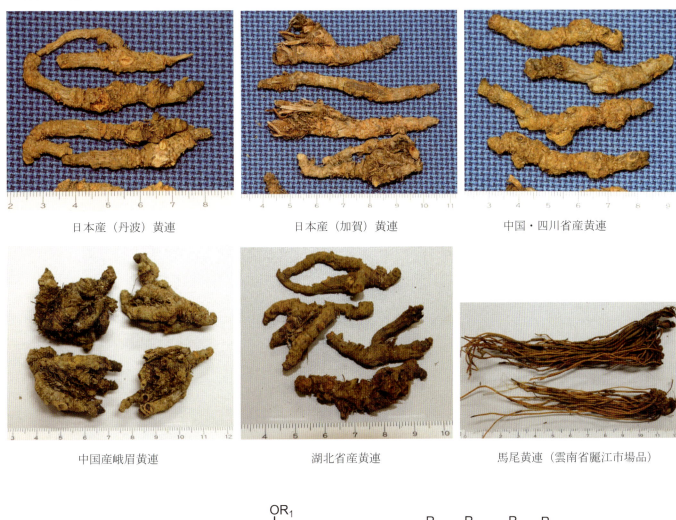

日本産（丹波）黄連　　　日本産（加賀）黄連　　　中国・四川省産黄連

中国産峨眉黄連　　　湖北省産黄連　　　馬尾黄連（雲南省麗江市場品）

　3～4年目の根茎を掘りあげ、細根を除いた後、毛焼きを行ってひげ根を焼き、もみすりをして（ひげ根を除き）仕上げる。生薬は、通常長さ2～4cm、径0.5～0.8cmの湾曲した不整の円柱形で、外面は灰黄褐色で輪節を有し、多数のひげ根の基部がある。折面の木部は黄色で、唾液を黄色に染め、味は極めて苦く残留性である。ベンジルイソキノリンアルカロイド berberine, palmatine, coptisine などを含有し、苦味健胃薬、止瀉整腸薬として家庭薬原料とするほか、健胃消化薬、止瀉整腸薬、精神神経用薬とみなされる黄連解毒湯、三黄瀉心湯、半夏瀉心湯、温清飲、柴陥湯、柴胡清肝湯、女神散などの漢方処方に配合される。

## カゴソウ（夏枯草）

英名：Prunella Spike　　　　ラテン名：Prunellae Spica

基原：ウツボグサ *Prunella vulgaris* L. var. *lilacina* Nakai（シソ科 Labiatae）の花穂

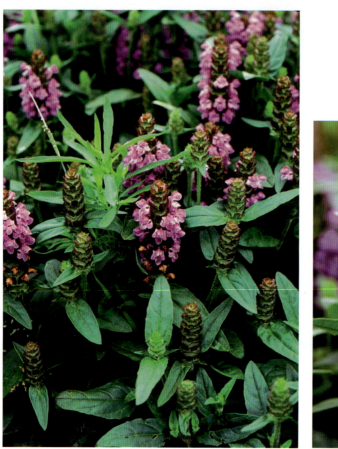

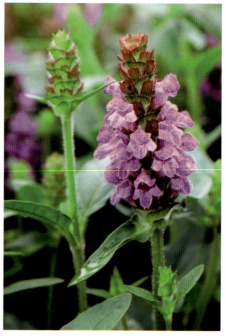

　日本、朝鮮半島などの東アジア各地に自生する草丈 20〜25cm の多年生草本であり、茎は四稜があり白色の粗毛に覆われ、葉は十字対生である。6〜8 月に紫色から帯紅色の唇形花を密な穂状に付ける。円筒形の花穂が弓矢を入れる靫（うつぼ）に似ていることから植物和名が付けられた。

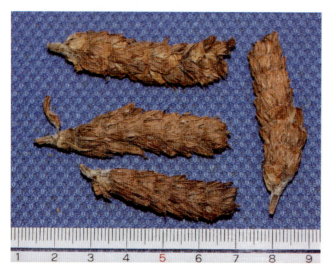

ursolic acid

　生薬は、長さ 4〜6cm の円柱状の麦穂状を呈し、外面は灰褐色で、多数の苞葉およびがく筒を付けている。ursolic acid などのトリテルペン並びにそれらの配糖体（prunellin）やフラボノイドなどを含有し、利尿・消炎薬として腫物やむくみなどに用いられる。

## ガジュツ（莪述）

英名：Curcuma Rhizome　　　　ラテン名：Curcumae Rhizoma

基原：ガジュツ *Curcuma zedoaria* Roscoe, *C. phaeocaulis* Val., *C. kwangsiensis* S.G. Lee et C.F. Liang（ショウガ科 Zingiberaceae）の根茎

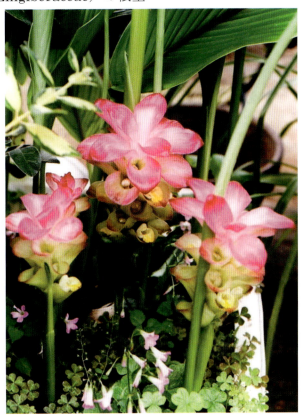

*C. zedoaria* は、インドからヒマラヤ地方原産、草丈 80 cm～1 m の多年生草本であり、夏期に根出する穂状花序には、紫紅色の苞葉を有し、その苞腋に淡黄色の花を開く。ウコンと同じ *Curcuma* 属であるが、根茎に黄色色素 curcumin は含有されておらず、折面が紫色を呈していることからムラサキウコンと称されることもある。インド、スリランカ、ベトナム、台湾、ミャンマー、中国南部などで広く栽培されるが、我が国の屋久島でも契約栽培がされている。

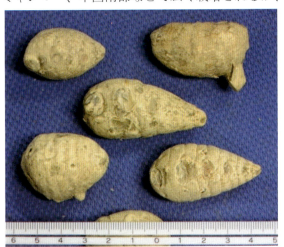

生薬は、長さ 4～6 cm、径 3～4 cm の卵形に肥厚した根茎で、環状に節間 0.5～0.8 cm ほどの節が隆起している。外面は灰褐色で、根を除いた跡がある。モノテルペン（1,4-cineol など）、セスキテルペン類（curzerenone など）を主成分とする精油を含有し、芳香性胃腸薬として家庭薬原料とされる。

> ## カッコン（葛根）
> 英名：Pueraria Root　　　　ラテン名：Puerariae Radix

基原：クズ *Pueraria lobata* Ohwi （マメ科 Leguminosae）の周皮を除いた根

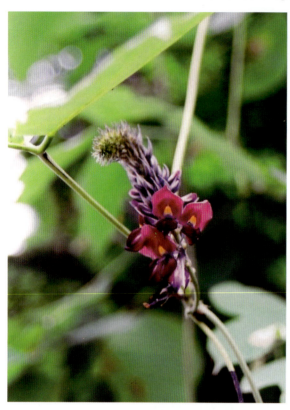

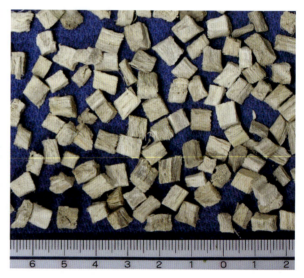

　日本、朝鮮半島、中国など東アジアの温帯に広く分布自生する多年生つる性の木本である。茎には褐色の剛毛を有し、つる状に長く伸びて他の植物に巻き付く。繁殖が極めて旺盛であり、巻き付いた他の植物を弱らせるなどの問題も指摘されている。径 20 cm 長さ 2m にも及ぶ長大な貯蔵根を有し、7～9 月に赤紫色の香気ある蝶形花を長さ 15～20cm の総状花序に付ける。花は葛花と称し、民間薬として二日酔いなどに用いられる。

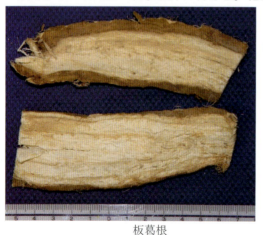

板葛根

|  | $R_1$ | $R_2$ | $R_3$ |
|---|---|---|---|
| daidzein | $-OH$ | $-H$ | $-H$ |
| daidzin | $-OGlc$ | $-H$ | $-H$ |
| puerarin | $-OH$ | $-OGlc$ | $-H$ |
| genistein | $-OH$ | $-H$ | $-OH$ |

ipriflavone

　生薬は、一辺約 0.5cm の六面体にカットしたもの（角葛根）、あるいは長さ 15～30cm、幅 5～10cm の板状に縦割りしたもの（板葛根）で、切面は極めて繊維性である。トリテルペノイドサポニンやデンプンのほか、daidzein などの isoflavone とその配糖体 puerarin, daidzin を含有する。発汗解熱や項背部のこりからくる肩こりの改善を目的とした葛根湯や、鼻閉に用いられる葛根湯加川芎辛夷などの漢方処方に配合される。食用の葛デンプンの原料とされる。また、イソフラボン類には女性ホルモン様作用があり、genistein の構造をヒントに骨粗鬆症治療薬 ipriflavone が開発された。

## カノコソウ（吉草根）

英名：Japanese Valerian　　　ラテン名：Valerianae Fauriei Radix

基原：カノコソウ *Valeriana fauriei* Briq.（オミナエシ科 Valerianaceae）の根及び根茎

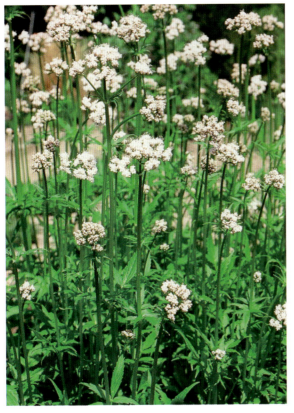

中国東北部から東アジアに広く分布し、山中のやや湿った草地に自生する多年生草本である。茎は直立し草丈 50～80 cm で、5～7 月頃、密に多数の淡紅色の小花を散房状に頂生する。花序に付いたつぼみが鹿の子しぼりのように見えることから名付けられた。ヨーロッパ各地で栽培されるセイヨウカノコソウ *V. officinalis* の根（ワレリアナ根）と同様の効果を持つとして利用されるようになった。

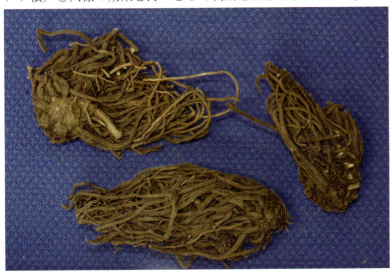

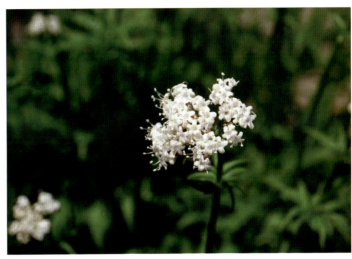

bornylisovalerate

kessoglycol

　主として、北海道で栽培生産される。短い根茎の周囲に長さ 10～15cm の細長い暗褐色の根を多数付けたもので、暗褐色から灰褐色を呈している。isovaleric acid に基づく強い特異なにおいがある。bornyl isovalerate, kessoglycol などのモノテルペン、セスキテルペン類の多様な精油を含有し、鎮静薬としてチンキ剤、浸剤が利用され、カノコソウ末は婦人薬の原料とされる。

## カンゾウ（甘草）

英名：Glycyrrhiza　　　　ラテン名：Glycyrrhizae Radix

基原：　*Glycyrrhiza uralensis* Fisch. 又は *G. glabra* L.（マメ科 Leguminosae）の根及びストロン

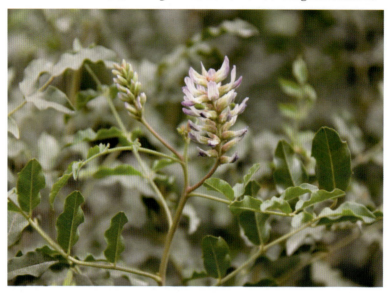

　中国東北部、甘粛、新疆などに分布する *G. uralensis*（ウラルカンゾウ）、ヨーロッパ地中海域の *G. glabra*（スペインカンゾウ）は、いずれも多年生草本で、長く（1～2m）地中に伸びた主根と走茎を薬用とする。*G. uralensis* は中国東北部、西北部、蒙古、シベリアなどに広く分布している。葉は奇数羽状複葉で 6～7 月に淡い赤紫色の総状花序を付ける。

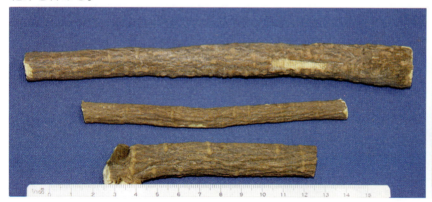

　生薬は、径 1～3cm のほぼ円柱形を呈し、外面は赤褐色から暗褐色で縦じわを有している。横断面では皮部と木部の境界が明瞭で、放射状の裂け目が認められる。強い甘味を呈するトリテルペノイド配糖体 glycyrrhizin（局方では glycyrrhizic acid グリチルリチン酸とする）を主成分とし、フラボノイド配糖体（liquiritin）などを含有している。葛根湯、柴胡桂枝湯、芍薬甘草湯、麻黄湯など一般漢方処方の約 75％ に配合されている。緩和、矯味薬として諸薬の作用を調和するとされ、最も繁用される生薬である。

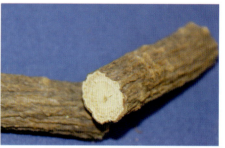

洋の東西を通じて古くから薬用とされているが、我が国へは年間 2000 トン以上が輸入されており、中国産東北甘草、西北甘草が医薬品原料とされ、そのほか、食品甘味料グリチルリチン原料としての輸入量も多い。

一方、甘草やグリチルリチン製剤の重複・過剰投与による副作用（偽アルドステロン症など）が報告されている。

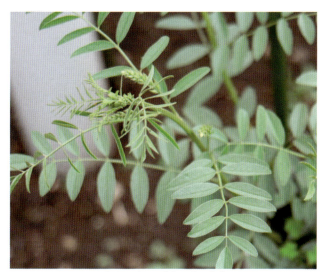 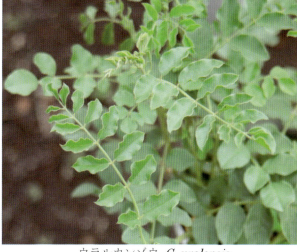

スペインカンゾウ　*G. glabra*　　　　　　　　　ウラルカンゾウ　*G. uralensis*

神農本草経上品に記載され、日本へは奈良時代に渡来した多量の重質で優良な皮去り生薬が、今なお正倉院の宝物として保存されている。

中国・新疆ウイグル自治区・甘粛省における自生する *G. uralensis*（ウラルカンゾウ）

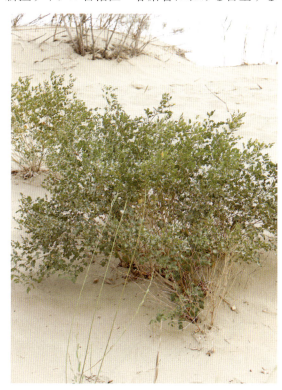 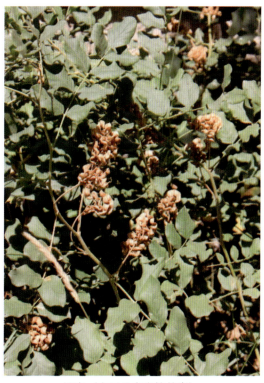

新疆ウイグル自治区コルラ近郊　　　　　　　　果実（中国甘粛省楡林窟）

## キキョウ（桔梗根）

英名：Platycodon Root　　　　ラテン名：Platycodi Radix

基原：キキョウ *Platycodon grandiflorus* A. DC.（キキョウ科 Campanulaceae）の根

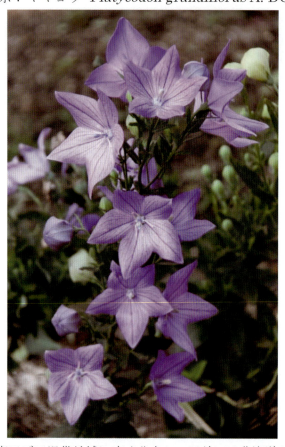

　東アジア温帯地域に広く分布し、以前には北海道から琉球諸島まで日本各地の日当たりの良い山野に自生していたが、野生種は絶滅危惧植物とされている。現在では観賞用、薬用として広く栽培される多年生草本である。万葉集の中で、秋の七草に詠まれる"朝貌の花"はキキョウのこととされる。根は多肉質で黄白色を呈し、草丈40〜80 cmの茎頂付近に8〜9月頃、紫色の径3〜5cmの大花を付ける。

　生薬は、細長い不規則な紡錘形を呈し、外面は淡褐色から白色で粗い縦じわを有している。トリテルペノイド配糖体platycodin Dを主とする十数種のサポニンやイヌリンを含有し、桔梗湯、荊芥連翹湯、十味敗毒湯、参蘇飲、防風通聖散などの消炎排膿薬、鎮咳去痰薬とされる漢方処方に配合される。また、去痰薬として粉末を家庭薬に配合する。

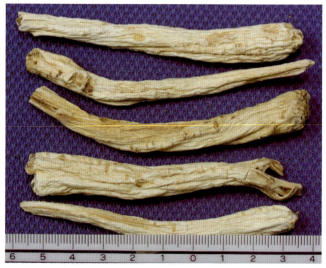

## キクカ（菊花）

英名：Chrysanthemum Flower　　　ラテン名：Chrysanthemi Flos

基原：キク *Chrysanthemum morifolium* Rama. 又はシマカンギク *C. indicum* L.
　　　（キク科 Compositae）の頭花

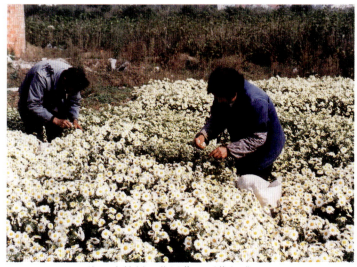
浙江省杭州　薬用菊の頭花収穫

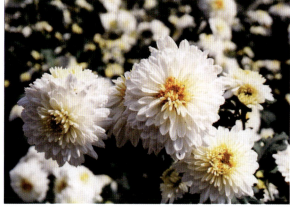

　中国中南部（安徽省、河南省、浙江省など）で広く栽培される多年生草本で、高さ10～150cmに茎が直立し、多数の舌状花と管状花からなる直径3～5cmの頭花を頂生する。10月下旬に、頭花を採集し、薬用とするが、加工法は産地により異なる。

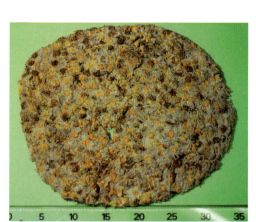
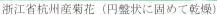
浙江省杭州産菊花（円盤状に固めて乾燥）

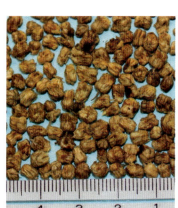
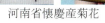
河南省懐慶産菊花

　セスキテルペン類（chrysantherol, kikkanol A など）、フラボノイド類（luteolin, apigenin とその配糖体など）を含有し、頭痛、眩暈、目の充血を治す漢方処方（釣藤散など）に配合されている。茶剤として利用されることも多い。

## キササゲ

英名：Catalpa Fruit　　　ラテン名：Catalpae Fructus

基原：キササゲ *Catalpa ovata* G. Don, *C. bungei* C.A. Mey.（ノウゼンカズラ科 Bignoniaceae）の果実

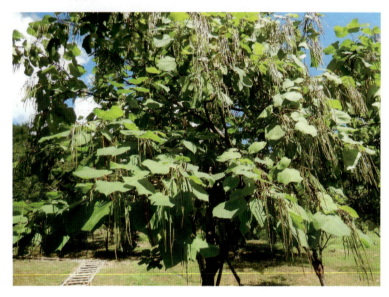
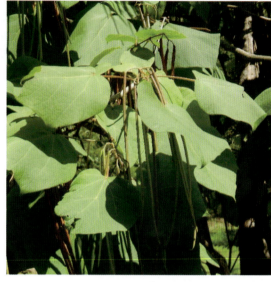

中国中南部原産、日本各地で栽培される高さ 6〜9 m の落葉性小高木である。7月頃、淡黄色で内面に暗紫色の斑点を有するロート状の花を多数円錐花序に付け、10月頃に、長さ30 cm ほどの莢果が房状に付く。雷除けとして民家の庭先に植えられることもあった。果実が熟すると、両端に糸状の長い毛を有する種子が多数放出される。

利尿薬として日本の民間療法で用いられてきたもので、漢方処方薬としては使われない。イリドイド配糖体 catalposide を含有している。

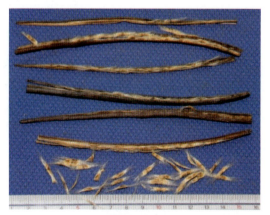
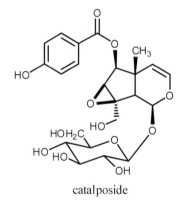

catalposide

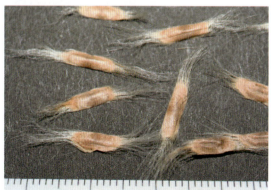

種髪を有するキササゲの種子

## キジツ（枳実）

英名：Immature Orange　　　ラテン名：Aurantii Fructus Immaturus

基原：ダイダイ *Citrus aurantium* L. var. *daidai* Makino, *C. aurantium* L., 又はナツミカン *C. natsudaidai* Hayata（ミカン科 Rutaceae）の未熟果実をそのまま又は半分に横切したもの

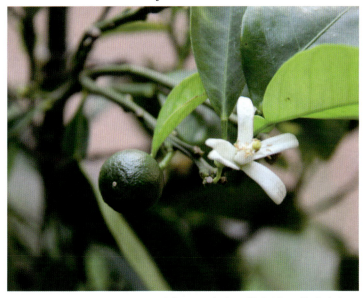
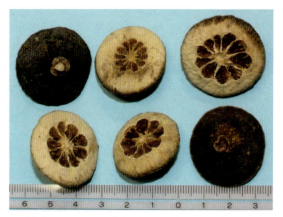

　*C. aurantium* はヒマラヤ原産で、広く温帯各地で栽培されている樹高 4～5m の常緑高木である。ダイダイは、中国を経て我が国へ古くに導入され、広く栽培される。また、ハッサクの未熟果実も用いられている。

　生薬・枳実は、径 2～4.5cm の半球形で、横切面は周囲が厚さ 5～8mm の外果皮と中果皮からなり、中心部は放射状に 8～16 個の褐色小室に区分されている。芳香性で果皮が厚く、苦味の強いもの、表面が黒味を帯びた古いもの（陳）が良品で、新しいものは気味が激しいとされる。精油（*d*−limonene を主とする）やフラボノイド配糖体 hesperidin を含有する。瀉下薬とみなされる潤腸湯、大柴胡湯、麻子仁丸などのほか、五積散、四逆散、参蘇飲、排膿散などの漢方処方に配合される。

*d*-limonene　　　hesperidin

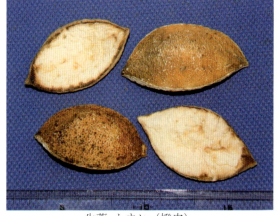
生薬 トウヒ（橙皮）

一方、成熟果皮はトウヒ（橙皮）として、局方に収載されている。

## キョウニン（杏仁）

英名：Apricot Kernel　　　ラテン名：Armeniacae Semen

基原：ホンアンズ *Prunus armeniaca* L., アンズ *P. armeniaca* L. var. *ansu* Maxim. 又は *P. sibirica* L.
（バラ科 Rosaceae）の種子

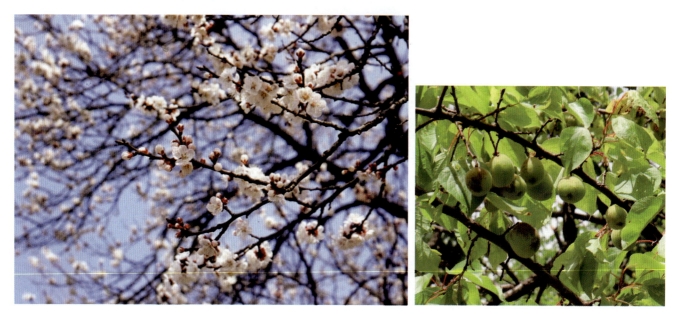

　ホンアンズは、中国・山西省、山東省、河北省などの原産といわれ、中国東北部に広く分布栽培される高さ4〜9mの落葉高木である。3〜4月頃、白色から淡紅色の花を付ける。アンズは華北一帯に分布し、日本でも甲信越並びに東北地方で栽培されるが、ほとんどが生食ほか、ジャム、シロップ漬けなど食用果実として消費される。

キョウニン（杏仁）　　　　　　　トウニン（桃仁）

　生薬は、長さ1〜1.8cm、幅0.8〜1.2cmで偏圧し、一端が鋭く尖った左右不均等な卵形を呈している。多数の維管束が種皮全体に分枝しながら縦じわとなって縦走している。青酸配糖体amygdalinを含有し、神秘湯、五虎湯、清肺湯、麻黄湯、麻杏甘石湯などの鎮咳去痰薬とみなされる漢方処方に配合されるほか、キョウニン水の原料とされる。

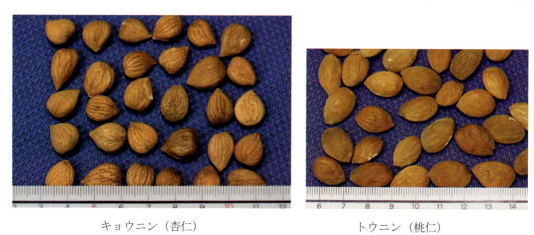

## クコシ（枸杞子）
英名：Lycium Fruit　　　ラテン名：Lycii Fructus

## ジコッピ（地骨皮）
英名：Lycium Bark　　　ラテン名：Lycii Cortex

基原：クコ *Lycium chinense* Mill. 又は *L. barbarum* L.（ナス科 Solanaceae）の果実並びに根皮

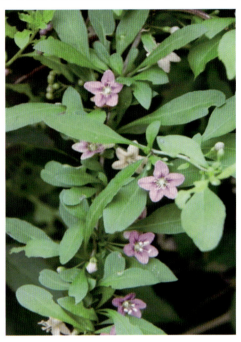

クコは、東アジアの温帯から熱帯にかけて広く分布する高さ 1m ほどの落葉低木で、葉腋には短い棘があり、生垣などに植栽されることもある。5〜9 月に淡紫色の花冠を有するロート状の花を付け、8〜11 月頃、液果が紅色に熟す。クコシは、長さ 6〜20mm、径 5〜8mm の先の尖った紡錘形で、暗赤色の果皮は表面に荒いしわがある。滋養強壮薬・枸杞酒として虚弱者に用いる。一方、ジコッピは、外面淡褐色、厚さ 1〜5mm の管状又は半管状で、質はもろく、強壮解熱、抗糖尿病薬などに利用される。

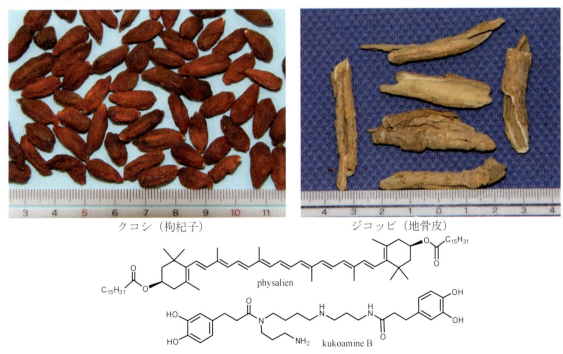

クコシ（枸杞子）　　　ジコッピ（地骨皮）

## クジン（苦参）

英名：Sophora Root　　　　ラテン名：Sophorae Radix

基原：クララ *Sophora flavesens* Aiton （マメ科 Leguminosae）の根

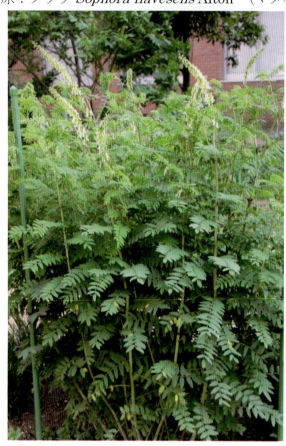

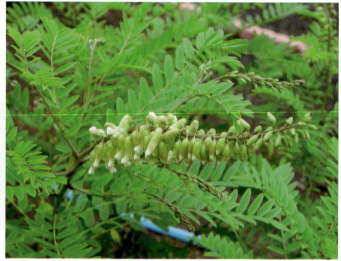

　シベリアから東アジアに広く分布し、日本でも九州、四国、本州各地の陽当りの良い山野に自生する草丈約60〜150cm の多年生草本である。7〜20 対の広披針形の小葉が奇数羽状複葉を形成し、6〜7 月頃に淡黄緑色の蝶形花を密に付け、長さ 15〜18cm の総状花序となる。本植物の古名は「眩草」（くららぐさ）で、和名クララは、根を口に含むと目がくらむほど苦い（服用したときに軽度の中毒で眩暈を起こすともいわれる）ことによる。

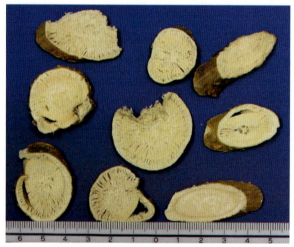

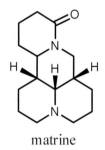

matrine

　生薬は、長さ 5〜20cm、径 2〜3cm の円柱形を呈し、外面は暗褐色から黄褐色で縦じわがある。横切面は淡黄褐色で、皮部と木部との間に隙間を生じる。味は極めて苦く、残留性である。キノリチジンアルカロイド matrine を含有し、苦味健胃、止瀉薬として配合剤に用いられる。また、皮膚疾患改善薬として消風散、苦参湯（外用）、蛇床子湯（外用）などの漢方処方に配合される。

## ケイヒ（桂皮）

英名：Cinnamon Bark　　　ラテン名：Cinnamomi Cortex

基原：*Cinnamomum cassia* Blume（クスノキ科 Lauraceae）の樹皮又は周皮の一部を除いたもの

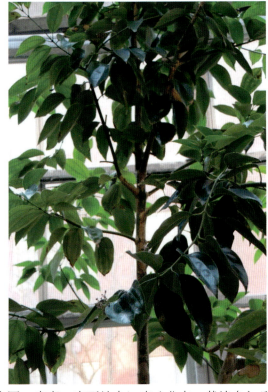
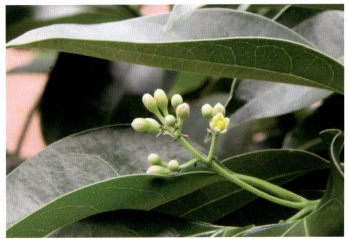

　中国・広東、広西地方に広く分布、栽培される樹高 12〜17m の常緑高木である。樹皮は灰褐色で、葉は長さ10〜17cm、上面は光沢が有り、下面は灰緑色で三行脈が明瞭に走る。5〜7月頃、黄緑色の小花を円錐花序に頂生する。インド南部、ジャワ島、ベトナムなどでも栽培されている。中国産は産地、形状などで東興桂皮、広南桂皮などと称されている。古くから世界各地で利用されており、「神農本草経」や Dioscorides の「De Materia Medica」にも著され、我が国では正倉院の「種々薬帳」に桂心の名で扱われている。
　シナモンとして知られるセイロンニッケイはスリランカが主産地である。

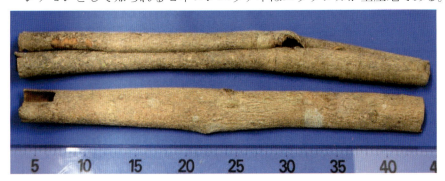
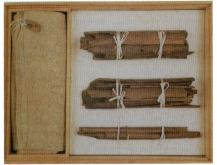

正倉院に現存する桂心

cinnamaldehyde

　フェニルプロパノイド系の精油(cinnamaldehyde を主成分とする)や縮合型タンニン procyanidin 類を含有する。胃腸薬、かぜ薬、鎮痛鎮痙薬、解熱鎮痛消炎薬とみなされる多くの漢方処方に高頻度で配合される。また、芳香性健胃薬として粉末を配合剤に用いている。「ケイヒ油」は、葉、小枝、樹皮などを水蒸気蒸留して得られる。

## ケツメイシ（決明子）

英名：Cassia Seed　　　　ラテン名：Cassiae Semen

基原：エビスグサ *Cassia obtusifolia* L. 又は *C. tora* L.（マメ科 Leguminosae）の種子

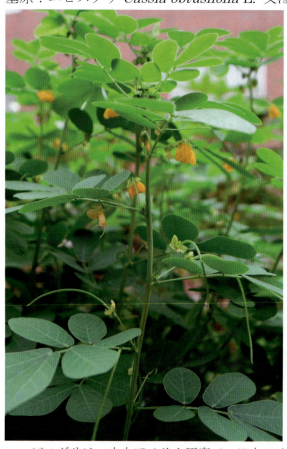

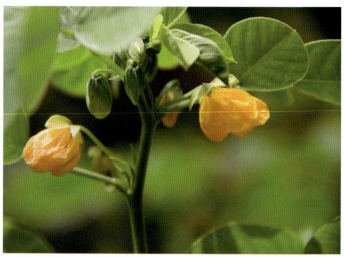

　エビスグサは、中央アメリカ原産で、日本では草丈1.5 mに達する一年生草本である。葉は3対の倒卵形の小葉を持つ偶数羽状複葉で、6〜7月頃、葉腋に黄色の5弁花を1〜2個ずつ付ける。長さ15〜20 cmの線形でやや湾曲した莢果に種子約30粒が一列に配列する。

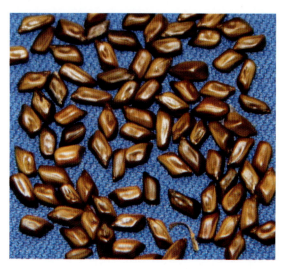

　生薬は、長さ3〜6mm、径2〜3mmの短円柱形で一端は鋭く尖り他端は平坦であり、外面は褐色で光沢がある。emodin, obtusifolinなどのアントラキノン並びにそれらの配糖体が含有され、整腸薬として便通を目的に民間療法に利用される。

近縁のハブソウ *C. torosa* の種子（望江南）はハブ茶として用いられるが、ハブ茶の市場品は決明子を用いていることが多い。ハブソウは熱帯アジア原産で、羽状複葉となる小葉は長さ 4〜8cm の広い披針形、豆果（莢果）は長さ約 10cm、径 6〜8mm の円筒形、種子は径 3〜4mm で扁圧され、一端が尖った楕円形を呈している。

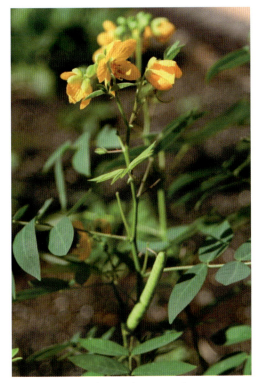

ハブソウ（*C. torosa*）

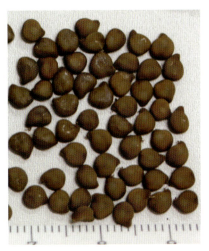

ハブソウの種子（望江南）

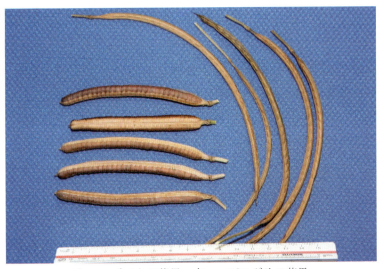

左：ハブソウの莢果　右：エビスグサの莢果

# ゲンノショウコ

英名：Geranium Herb　　　ラテン名：Geranii Herba

基原：ゲンノショウコ *Geranium thunbergii* Sieb. et Zuc.（フウロソウ科 Geraniaceae）の地上部

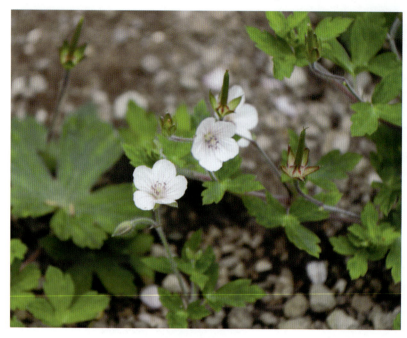
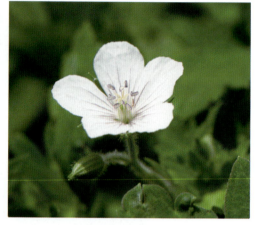

　日本各地の平地に自生する草丈 30～60cm の多年生草本である。7～10 月頃、5 枚の花弁を有する径 1～1.5cm の放射相称の小花を付ける。白色花（東日本）と淡紅色花（西日本）の二系統があるが、薬効に違いはないとされる。日本では古くから、野生又は栽培の開花期直前の地上部が、主として止瀉・整腸薬として民間療法に用いられ、さらに薬用茶にも用いられてきた薬用植物の一つである。

　グルコースが芳香族カルボン酸により高度にエステル化された加水分解型タンニン geraniin を主成分とする。花期に地上部を採取して薬用とするが、開花期直前にタンニン含量が高くなるため、この時期に地上部を採取する。花期以前の葉だけの時期には、トリカブトなど有毒なキンポウゲ科植物の幼苗に似ているため、野生品の採集には注意が必要である。

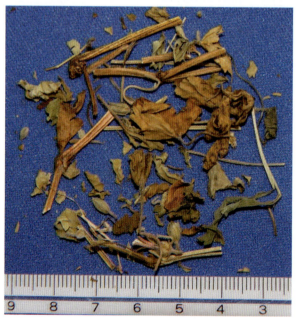

geraniin

センブリ、ジュウヤクと共に三大民間薬とされてきた。「現の証拠」の語源は、効き目がすぐに現れることに由来している。タチマチグサ、イシャダオシ、イシャナカセなどの俗名もその薬効が優れていることを意味している。

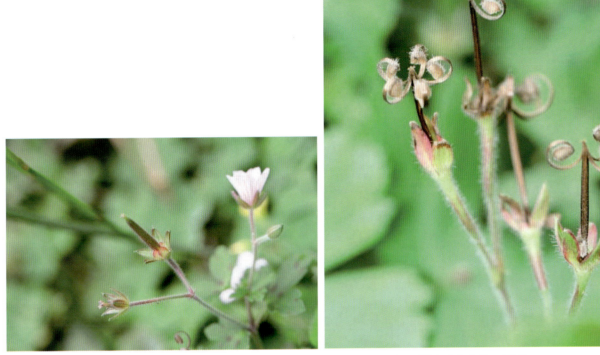

果実（鳥の嘴状で基部の突起に種子を有している）　　　種子が散布された後の果実

　果実（蒴果）は長さ約 2cm で、鳥の嘴状に長く伸び、基部の 5 個の袋状突起に種子が 1 個ずつ入っている。熟すと嘴の基部で5裂して反り返り笠状に開き、その反動で袋の中の種子を飛ばす。開裂した果柄の様子が神輿の屋根の形に似ていることから、ミコシグサとも呼ばれる。

　ヨーロッパや中国でも同じ *Geranium* 属植物を止瀉・整腸を目的として利用してきた。

## コウカ（紅花）

英名：Safflower　　　ラテン名：Carthami Flos

基原：ベニバナ *Carthamus tinctorius* L.（キク科 Compositae）の管状花

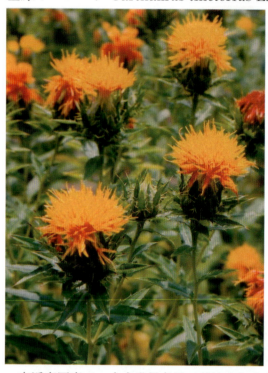
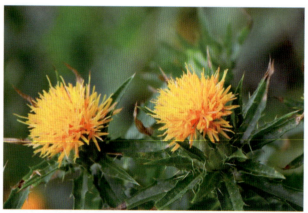

　中近東原産で、古来世界各地で栽培される草丈 80〜120cm ほどの越年生草本である。日本へは織物技術の導入と共に中国より染料として伝わってきた。径 2.5〜4cm の頭状花序が直立した茎に頂生し、総苞には緑色の鋭い刺を有する。7〜8 月の花期には初めは鮮黄色の管状花が次第に橙色から紅黄色に変わり、鮮紅色となる。

　痩果からベニバナ油（safflower oil）を搾油するためには、薬用、染料用とは異なり、果実が大きく刺のない改良品種を用いている。現在の日本では山形県で最上紅として少量栽培されている。

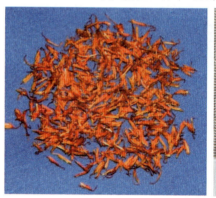
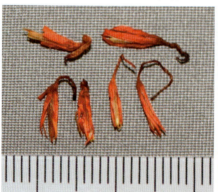
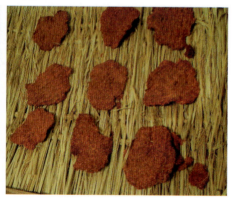

　生薬には、管状花をそのまま乾燥したものと、水に浸して黄色色素を除き、板状に圧搾したものとがある。紅色色素 carthamin が色素本体であり、他に水溶性黄色色素 safflor yellow などを含有している。活血、通経に用いられ、婦人薬とみなされる漢方処方（滋血潤腸湯、治頭瘡一方、折衝飲、通導散など）に配合される。

carthamin

## コウボク（厚朴）

英名：Magnolia Bark　　　　ラテン名：Magnoliae Cortex

基原：ホオノキ *Magnolia obovata* Thunb., *M. officinalis* Rehder et Wilson 又は *M. officinalis* Rehder et Wilson var. *biloba* Rehder et Wilson　（モクレン科 Magnoliaceae）の樹皮

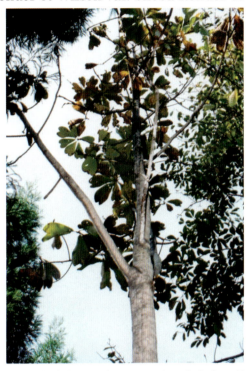
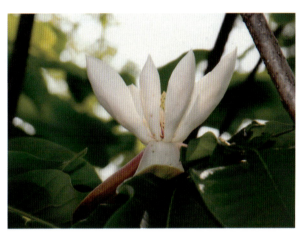

　ホオノキは日本特産で、各地の山地に生育する落葉性高木である。*M. officinalis* は中国四川省、湖北省などで栽培されている。日本産ホオノキ *M. obovata* の樹皮を和厚朴、中国産 *M. officinalis* の樹皮を唐厚朴と称している。5～6月頃、径 15cm 程度の洋盃形白色花を枝端に付ける。

　生薬は、厚さ 2～7mm の板状又は半管状で、外面は灰褐色から灰白色、内面は淡赤褐色から紫褐色、切面は極めて繊維性である。精油（β−eudesmol など）、ネオリグナン（magnolol, honokiol）、アルカロイド（magnoflorine）を含有する。健胃消化薬、鎮咳去痰薬とみなされる五積散、神秘湯、通導散、半夏厚朴湯、平胃散などの漢方処方に配合されている。また、芳香性健胃薬として配合剤に用いられる。

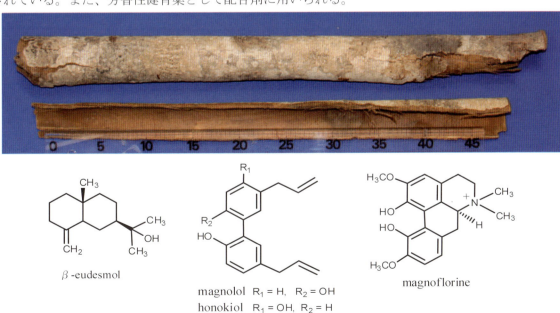

β-eudesmol

magnolol　$R_1$ = H,　$R_2$ = OH
honokiol　$R_1$ = OH, $R_2$ = H

magnoflorine

## ゴシツ（牛膝）

英名：Achyranthes Root　　　ラテン名：Achyranthis Radix

基原：ヒナタイノコズチ *Acyranthes fauriei* H. Lév. et Vaniot 又は *A. bidentata* Blume
　　　（ヒユ科 Amaranthaceae）の根

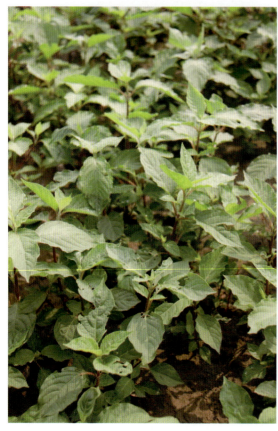

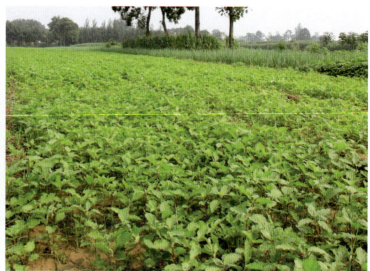

懐牛膝の栽培地（中国河南省懐慶）

　ヒナタイノコズチは、草丈 40～90cm 程度の多年生草本であり、日本各地に自生する野生品を採集するほか、奈良県下では植栽して生薬としている。一方、*A. bidentata* は河南省温県懐慶などで栽培され、懐牛膝として輸入利用されている。

　生薬は、長さ 15～90cm、径 0.5～0.9cm の細長い円柱形でときにやや湾曲する。外面は黄褐色で、多数の縦じわがある。トリテルペノイドサポニンを含有するほか、phytoecdysone に属する ecdysterone, inokosterone などを含んでいる。利水、駆瘀血作用があり、牛膝散、牛車腎気丸、疎経活血湯、折衝飲などの漢方処方に配合されている。

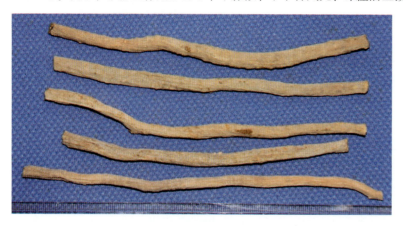

ecdysterone　　$R_1 = CH_3$, $R_2 = OH$
inokosterone　$R_1 = CH_2OH$, $R_2 = H$

## ゴシュユ（呉茱萸）

英名：Euodia Fruit　　　ラテン名：Euodiae Fructus

基原：ゴシュユ *Euodia ruticarpa* Hook. f. et Thomson (*Evodia rutaecarpa* Benth.), *E. officinalis* Dode (*E. officinalis* Dode) 又は *E. bodinieri* Dode (*E. bodinieri* Dode)（ミカン科 Rutaceae）の果実

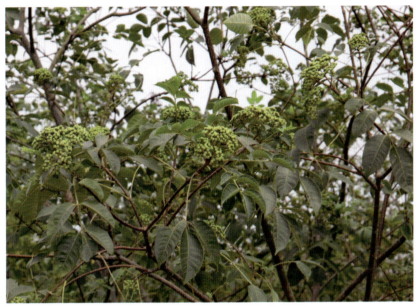
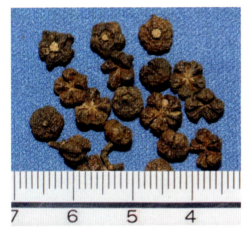

呉茱萸栽培地（江西省樟樹市郊外の呉城郷）

　中国の温暖地域に広く分布、植栽されている高さ 3～5m の雌雄異株の低木である。日本において自生、栽培されているのは雌株のみである。集散花序を頂生し、黄白色の花を多数付ける。蒴果は径 6mm ほどの扁球形で、紫褐色に熟すと特有の強い香気と辛味があり、貴州省産が良品とされ、生産量も多い。

　生薬は、成熟した果実を用い、外面茶褐色の小扁球形で果皮は開裂して 5 室に分かれ、各室に種子を有している。特異な香気があり、インドールアルカロイドである evodiamine や rutecarpine を含有し、鎮痛を目的として、温経湯、呉茱萸湯などの漢方処方に配合される。

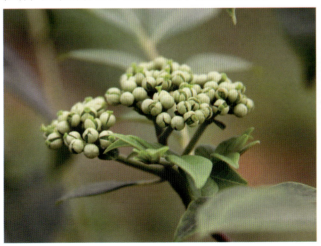
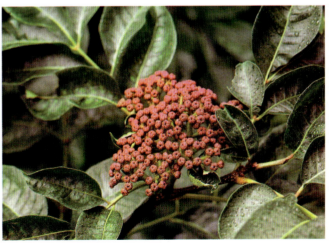

rutecarpine　　　　　evodiamine

## ゴボウシ（牛蒡子）

英名：Burdock Fruit　　　ラテン名：Arctii Fructus

基原：ゴボウ *Arctium lappa* L.（キク科 Compositae）の果実

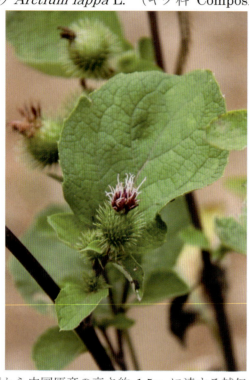
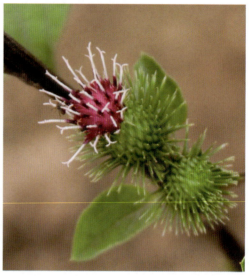

　ヨーロッパから中国原産の高さ約 1.5m に達する越年生大型草本植物であり、根は直根で 40〜150cm に伸び、7〜8 月頃に茎の先に径約 4cm の紫色の頭状花を付ける。生薬としての市場品はほとんど中国産であり、日本ではもっぱら根を蔬菜として用いるために栽培されることが多い。

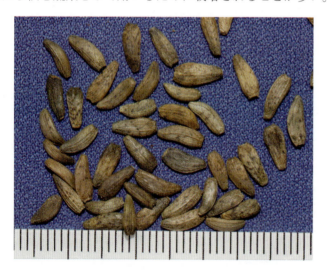

　生薬は、長さ 5〜8mm、幅 2〜3mm のやや湾曲した倒長卵形の痩果で、外面は灰褐色から褐色で黒色の点がある。リグナン類の arctigenin やその配糖体 arctiin を含有し、消炎、排尿、利尿を目的として、駆風解毒湯、柴胡清肝湯、消風散などの漢方処方に配合される。また民間では、ゴボウシを乳腺炎に用い、生の葉を揉んで関節の腫れや痛みに外用することがある。

# ゴマ（胡麻）

英名：Sesame　　　　ラテン名：Sesami Semen

基原：ゴマ *Sesamum indicum* L.（ゴマ科 Pedaliaceae）の種子

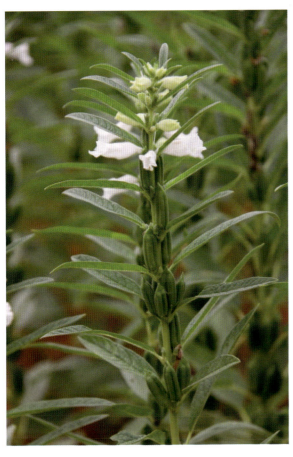
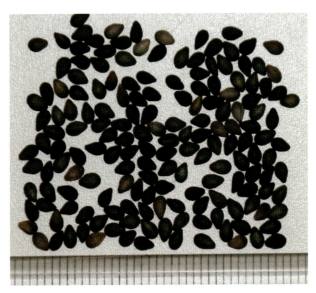

　アフリカナイル川流域原産であり、古くから世界各地で栽培されている。日本では縄文時代後期には栽培されていたといわれる。草丈 100～150cm、茎は四稜、多数の節を有し短毛を密生する。茎の各節に披針形の葉を生じ、7～9 月頃、葉腋に白色から淡紫色の筒状花冠の小花を付ける。4～8 室の子房からなる蒴果を形成し、多数の種子を内包する。

　生薬は、長さ 3～4mm、径約 2mm の卵形を呈し、外面は暗褐色から黒色である。sesamin、sesamolin などのリグナン類を含み、抗酸化作用を有するといわれている。老化防止、肌を潤し、気力を高めるとして消風散などに配合される。また、搾油によりゴマ油を得、軟膏、硬膏、リニメント剤などの製剤用原料とする。外用の漢方方剤・紫雲膏ではゴマ油で当帰並びに紫根を抽出する。

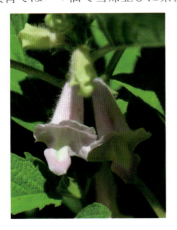

sesamin　　　　　　　sesamolin

## ゴミシ（五味子）

英名：Schisandra Fruit　　ラテン名：Schisandrae Fructus

基原：チョウセンゴミシ *Schisandra chinensis* Bill.（マツブサ科 Schisandraceae）の果実

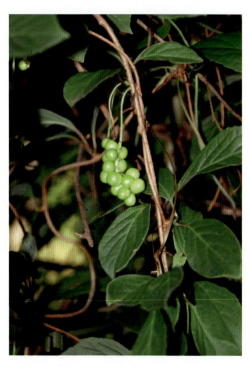
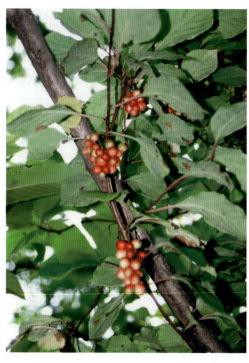

　朝鮮半島から樺太、日本の北海道、本州北部の山地に自生するつる性の落葉性木本である。漿果は径 5〜7mm の球形で成熟して深紅色を呈し、種子を 1〜2 個内包する。

　生薬は、外面暗赤色で径 5〜6mm の不規則な球形から扁球形を呈し、しわがある。リグナンである schizandrin や gomisin 類などが含有されている。生薬の名は五味（酸、苦、甘、辛、鹹）の味がすることから付けられた。疲労回復、強壮や鎮咳を目的として清暑益気湯、人参養栄湯、小青竜湯、清肺湯などの漢方処方に配合される。

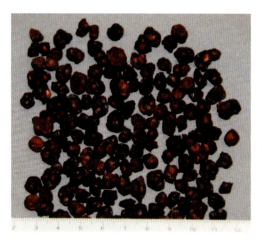
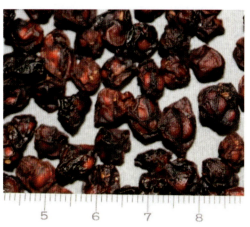

schizandrin　　gomisin A

# コンズランゴ

英名：Condurango　　ラテン名：Condurango Cortex

基原：*Marsdenia cundurango* Rchb. f.（ガガイモ科 Asclepiadaceae）の樹皮

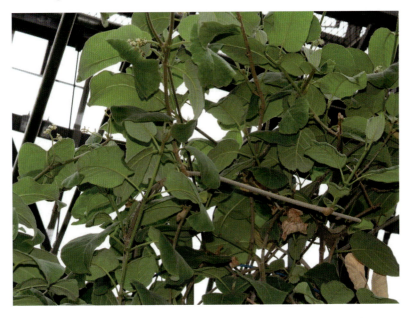

　南米アンデス山脈の北部西側原産であり、ペルー、エクアドルの山地に自生する大型つる性木本である。つる性茎の長さは 10m に達し、茎の太さは径 10cm にもなる。広卵形の葉は有柄、対生で、葉腋に帯緑色の小花を房状の円錐花序に付ける。

　生薬は、厚さ 0.1～0.6cm、長さ 4～10cm の管状又は半管状で、外面は灰褐色から暗褐色を呈し、折面の外側は繊維性である。苦味成分 プレグナン配糖体 condurangoglycoside 類を含有し、唾液、胃液の分泌促進作用があり、通例は流エキスを芳香性苦味健胃薬の原料として、食欲不振、消化不良、胃弱、悪心などに用いる。

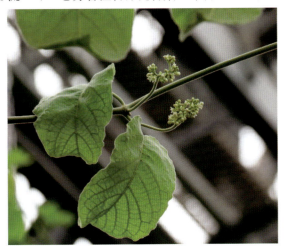
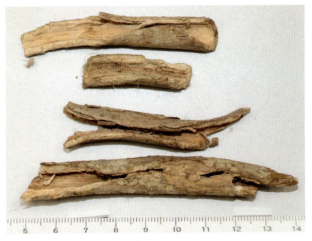

condurangoglycoside A

## サイコ（柴胡）

英名：Bupleurum Root　　　ラテン名：Bupleuri Radix

基原：ミシマサイコ *Bupleurum falcatum* L.（セリ科 Umbelliferae）の根

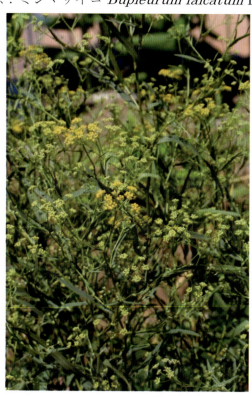
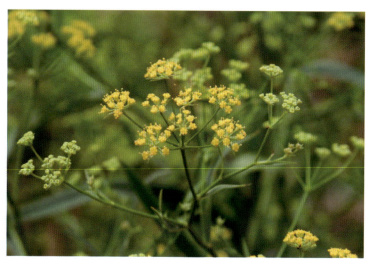

　北緯 30 度以北の東アジアに自生する草丈 50〜80cm の多年生草本であり、8〜10 月頃、黄色の小さな 5 弁花を複散形花序に付ける。江戸時代、伊豆の草原地帯で生産された柴胡の品質が良いことから、三島柴胡として全国に知られ、植物名もミシマサイコとされた。

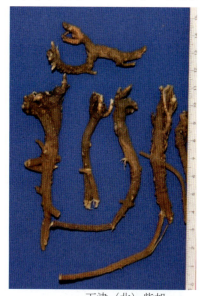
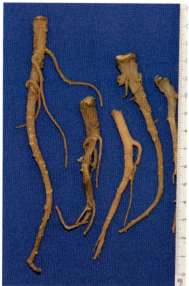

天津（北）柴胡　　　中国産三島柴胡　　saikosaponin a

　生薬は、淡褐色から褐色の長さ 10〜20cm の細長い円錐形で単一又は分枝し、折面はやや繊維性である。現在、日本産だけでは需要を満たすことができないので、ほとんど韓国、中国から栽培品を輸入している。トリテルペノイドサポニン saikosaponin 類を含有し、胸脇苦満、往来寒熱などの症状をあらわす少陽病に効があるとされ、柴胡桂枝湯、柴胡加竜骨牡蛎湯、小柴胡湯、加味逍遥散、補中益気湯、抑肝散、十味敗毒湯はじめ消炎排膿薬、精神神経用薬、保健強壮薬とみなされる多くの漢方処方薬に配合される重要生薬の一つである。

## サイシン（細辛）

英名：Asiasarum Root　　　　ラテン名：Asiasari Radix

基原：ウスバサイシン *Asiasarum sieboldii* F. Maek., ケイリンサイシン *A. heterotropoides* F. Maek var. *mandshuricum* F. Maek.（ウマノスズクサ科 Aristolochiaceae）の根及び根茎

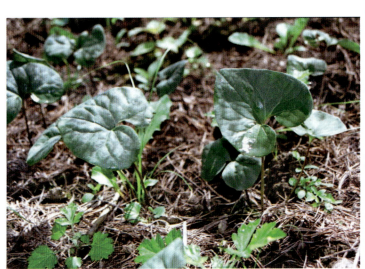
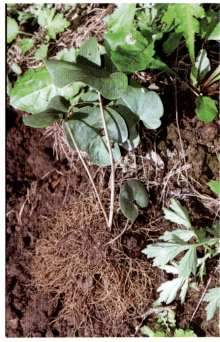

　ウスバサイシンは、中国東北部から日本の山地樹陰に自生する多年生草本で、横走する短い根茎に辛味の強い径 1〜2 mm の細根を多数付ける。地上部には腎毒性の強い aristolochic acid が含有されるため、地上部を除いたものを薬用にする。中国市場品生薬は類似品との区別をつけるため、地上部を付けたまま取引され、用時地上部を除く。

　生薬は、円柱形の根茎に長さ約 15cm、径 1〜1.5mm の細長い根を多数付けたもので、味は辛く舌を麻痺させる。リグナン類である asarinin や methyleugenol, safrole などの精油を含有し、鎮咳、鎮痛などを目的として、小青竜湯、麻黄附子細辛湯、当帰四逆湯などの漢方処方に配合される。

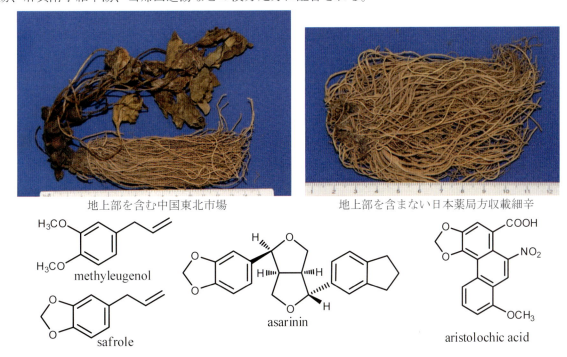

地上部を含む中国東北市場　　　　地上部を含まない日本薬局方収載細辛

methyleugenol　　safrole　　asarinin　　aristolochic acid

## サフラン

英名：Saffron　　　　ラテン名：Crocus

基原：サフラン *Crocus sativus* L.（アヤメ科 Iridaceae）の柱頭

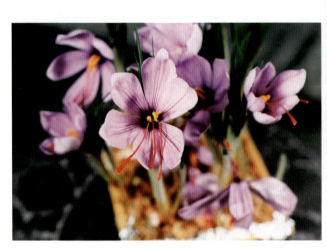
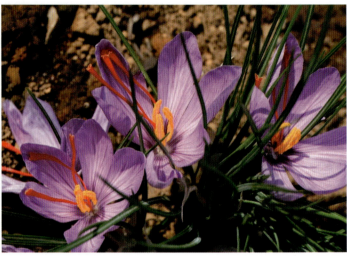

　地中海東部沿岸の原産で、紀元前よりヨーロッパで薬用、香味料として用いられ、インドから中国を経て江戸時代に日本へ伝わったといわれている。高さ 15cm ほどの多年生草本で、10～11 月頃、径 3cm ほどの紫色筒状の花を付ける。雄蕊は 3 本で、濃紅色の雌蕊柱頭は上部で 3 本に分かれ、先端はややラッパ状に広がる。

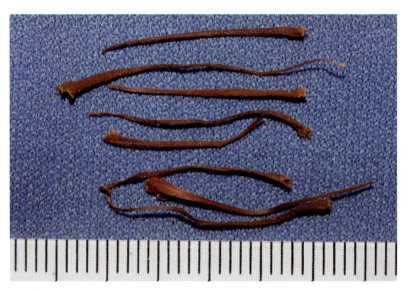

　生薬は、長さ 1.5～3.5cm の細長いひも状で、暗赤色から赤褐色を呈する。特異なにおいがあり味は苦く、唾液を黄色に染める。日本の市場品は大部分がスペイン産であるが、熊本県、大分県などでも生産されている。生薬 500g は、約 60,000 個の花の柱頭に相当する。黄色カロチノイド色素 crocin を含有し、食品、化粧品、医薬品の着色料のほか、月経困難症、更年期障害など婦人用薬に配合される。

crocin

## サンザシ（山査子）

英名：Crataegus Fruit　　　ラテン名：Crataegi Fructus

基原：サンザシ *Crataegus cuneata* Sieb. et Zuc. 又はオオミサンザシ *C. pinnatifida* Bunge var. *major* N.E. B.（バラ科 Rosaceae）の偽果

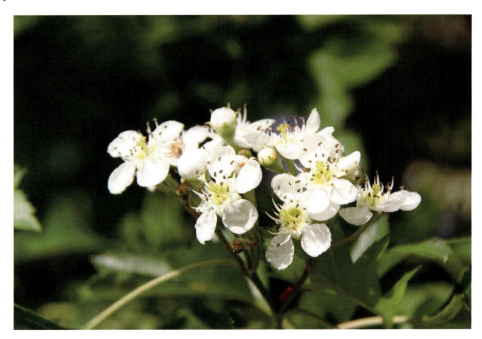

　中国中南部原産、樹高1〜2mほどの落葉低木で、日本へは薬用として江戸時代に導入された。枝の変態した長さ3〜8mmほどの刺を有し、4〜5月頃、径1.5cmの白色5弁の花を散房花序に頂生する。10月頃、径1.5〜2cmの球状果実が赤熟する。

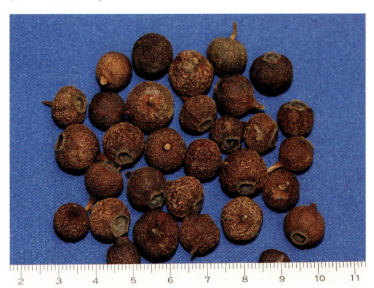

hyperoside

chlorogenic acid

　生薬は、外面黄褐色から灰褐色で径8〜15mmのほぼ球形を呈し、細かい網目状のしわがあり、短い果柄あるいはその残基を有し、他端には5mmほどの窪みがある。フラボノイドであるrutin、hyperosideやchlorogenic acidなどを含有する。健胃、消化、整腸、鎮静などに用いられ、加味平胃散、啓脾湯などにも配合される。

## サンシシ（山梔子）

英名：Gardenia Fruit　　　ラテン名：Gardeniae Fructus

基原：クチナシ *Gardenia jasminoides* Ellis （アカネ科 Rubiaceae）の果実

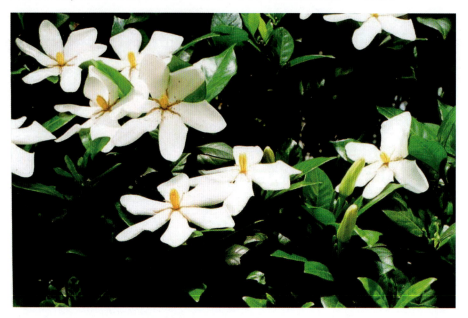

　日本の南西部から台湾、中国の暖地に自生植栽される常緑低木で、5〜7 月に白色 6 弁の芳香のある花を付ける。果実は楕円形で両端が尖っており、5〜7 稜がある。黄赤色に熟しても裂開しないので「口無し」といわれる。園芸用の八重咲き品種は結実しない。

　生薬は、小形で丸く、内部が赤黄色のものを良品としているが、中国から長形の水梔子（*G. jasminoides* var. *grandiflora*）も輸入されている。geniposide, gardenoside などの苦味イリドイド配糖体やカロチノイド系黄色色素 crocin などを含有する。茵陳蒿湯、温清飲、黄連解毒湯、加味逍遙散、防風通聖散、竜胆瀉肝湯などの漢方処方に配合される。geniposide が代謝された genipin が胆汁分泌促進作用を示す。一方、飛鳥時代より黄色染料とされてきたが、現在も食用の天然色素として多用されている。

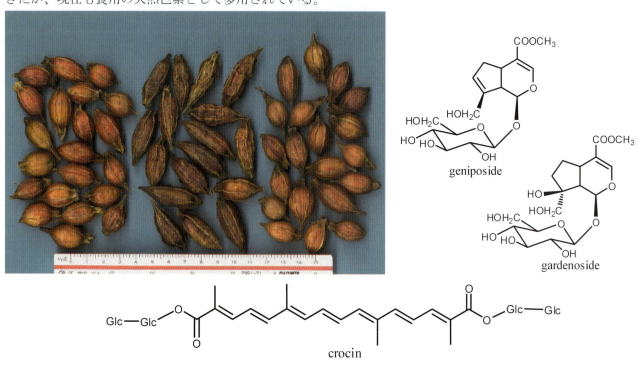

## サンシュユ（山茱萸）

英名：Cornus Fruit　　　ラテン名：Corni Fructus

基原：サンシュユ *Cornus officinalis* Sieb. et Zuc.（ミズキ科 Cornaceae）の偽果の果肉

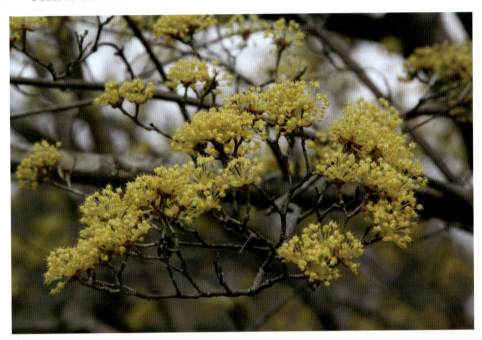

　中国、朝鮮半島に自生する落葉性の小高木であり、日本では庭木として広く植栽される。春先に多数の黄色の小花（径 5mm 程度）を小枝に頂生する。春、葉が出る前に黄金色の花を付けることから春黄金花（ハルコガネバナ）、秋に葉が落ちてから果実が熟して赤くなることから秋珊瑚（アキサンゴ）などと呼ばれることもある。

　薬用にする果肉部分は花床由来であり、果実を湯通しした後、核を取り除き果肉を干したものである。loganin, morroniside などのイリドイド配糖体、有機酸などを含有している。滋養強壮、強精、収斂、止血薬として補腎、疲労回復などに用いられ、牛車腎気丸、八味地黄丸、六味丸などの漢方処方にも配合される。

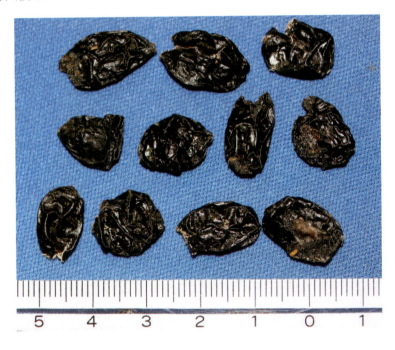

## サンショウ（山椒）

英名：Japanese Zanthoxylum Peel　　ラテン名：Zanthoxyli Piperiti Pericarpium

基原：サンショウ *Zanthoxylum piperitum* De Candolle（ミカン科 Rutaceae）の成熟果皮

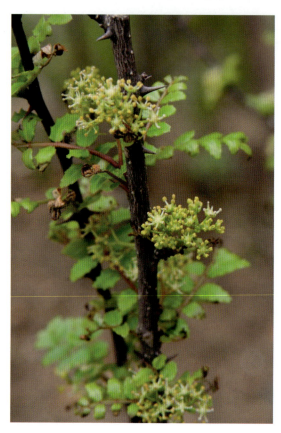

中国、朝鮮半島から日本に自生、植栽される雌雄異株の落葉低木で、奇数羽状複葉で葉柄の基部に一対の刺を有し、4～5月頃、緑黄色の小花を集散花序に付ける。果実は2～3の分果からなる蒴果であり、未熟果実を実山椒、若葉を葉山椒として食用とする。

生薬は、熟した果実の果皮を用いるが、各分果は二片に開裂し、果皮の表面は暗黄赤色で、特有の芳香があり、味は辛く麻痺性がある。また、種子はできるだけ混在しないものが良いとされる。モノテルペノイド citronellal, *d*-limonene などの精油成分のほか、麻痺性の辛味成分α-sanshool などを含有し、芳香性辛味健胃薬とされる。また、大建中湯、当帰湯などの漢方処方に配合されるほか、香辛料、健胃整腸薬として用いられる。さらに、トウヒ、センブリと共に、苦味チンキの原料とする。

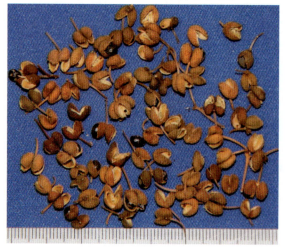

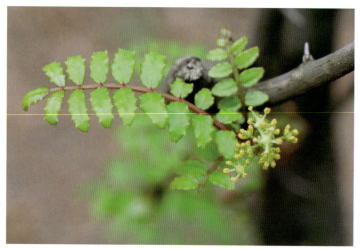

## ジオウ（地黄）

英名：Rehmannia Root　　　ラテン名：Rehmanniae Radix

基原：アカヤジオウ *Rehmannia glutinosa* Libosch. var. *purpurea* Makino 又は *R. glutinosa* Libosch.（ゴマノハグサ科 Scrophulariaceae）の根（乾ジオウ）又はそれを蒸したもの（熟ジオウ）

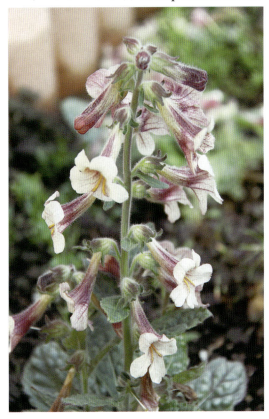
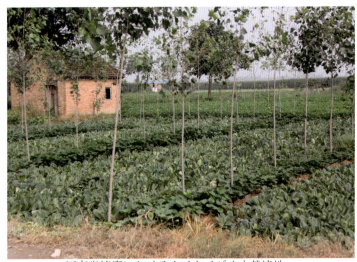

河南省懐慶におけるカイケイジオウ栽培地

　アカヤジオウは、中国原産の高さ 10～30cm の多年生草本で、根は肥大し肉質、塊状から紡錘形である。4～5月頃、筒状多毛で紫紅色の花冠を付ける。河南省で栽培生産されるカイケイジオウは、植物の株も大きく根はよく肥大する。

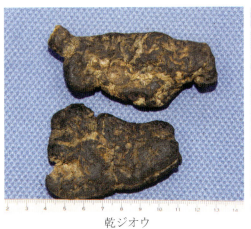
乾ジオウ

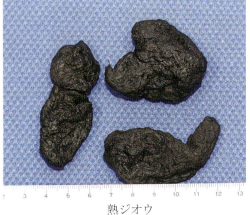
熟ジオウ

catalpol

　生薬は、加工調整の違いにより、新鮮なものを鮮(生)地黄、そのまま乾燥したものを乾地黄、蒸してから乾燥したものを熟地黄とに区別される。catalpol などのイリドイド配糖体や stachyose, mannitol などの糖類を多量に含有している。滋養、強壮、解熱消炎、補血などを目的として、牛車腎気丸、十全大補湯、八味地黄丸、疎経活血湯など多くの漢方処方に用いられるが、熟地黄は、特に補血、滋養作用が強いとされる。

## シコン（紫根）

英名：Lithospermum Root　　　ラテン名：Rithospermi Radix

基原：ムラサキ *Lithospermum erythrorhizon* Sieb. et Zuc.（ムラサキ科 Boraginaceae）の根

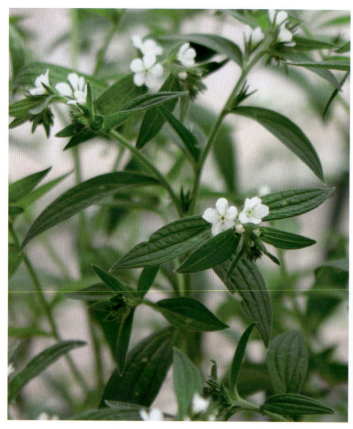
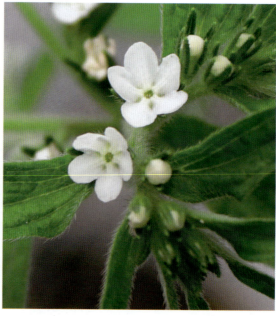

　中国、朝鮮半島から日本に広く自生する草丈 50～70cm の多年生草本であり、根は暗紫色で直生し、円柱形でやや湾曲し、6～7 月頃、白色小花を茎頂付近に付ける。かつては秋田、岩手、長野などの野生品が採集されていたが、現在は自生ではほとんど見ることができない絶滅危惧植物となっており、生薬は中国、韓国からの輸入品である。

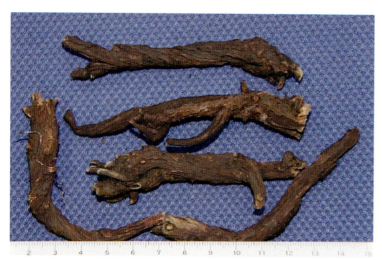

shikonin　R = H
acetylshikonin　R = COCH$_3$

　生薬は、長さ 6～10cm でねじれた深い溝があり、外面は暗紫色を呈している。ナフトキノン系の色素 acetylshikonin, shikonin などを含有し、古来染料に用いられる色素原料（古代紫、江戸紫などの草木染原料）として重要であるほか、外傷、火傷、痔疾などに用いられる華岡青洲創案の紫雲膏に配合されている。
　近縁のアルカンナ根（*Arnebia euchroma* の根：軟紫根）には shikonin の光学異性体 alkanin 類が含有される。

## シャクヤク（芍薬）

英名：Peony Root　　　ラテン名：Paeoniae Radix

基原：シャクヤク *Paeonia lactiflora* Pallas（ボタン科 Paeoniaceae）の根

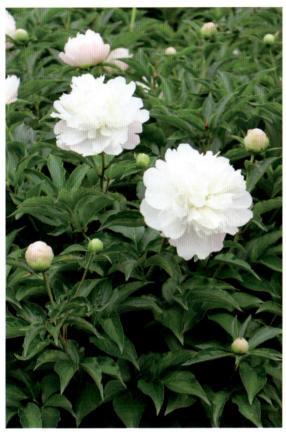
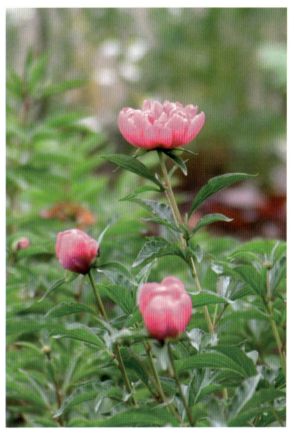

　中国、日本各地で広く観賞用植物として栽培される多年生草本であり、日本へは平安時代以前に薬用の目的で栽培株が伝えられた。現在では、鑑賞用・薬用両面で栽培されており、多くの園芸品種が存在する。属名 *Paeonia* はギリシャ神話の医神の名を意味し、種小名 *lactiflora* は花色が乳白色であることに由来する。

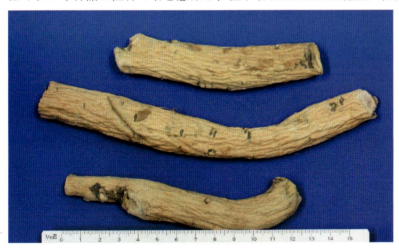

　生薬調製法の違いにより、赤芍（皮付きで湯通しして乾燥）、真芍（コルク皮を薄く残して湯通し）、白芍（皮を去り生のまま乾燥）などと称される。鎮静、抗炎症、ストレス性潰瘍予防、平滑筋弛緩作用などが認められている paeoniflorin などのモノテルペン配糖体や加水分解型タンニンを含有している。葛根湯、加味逍遥散、桂枝加竜骨牡蛎湯、桂枝茯苓丸、芍薬甘草湯、当帰芍薬散など鎮痛鎮痙薬、婦人薬とみなされる多くの漢方処方に配合される要薬である。

> ## シャゼンシ（車前子）
> 英名：Plantago Seed　　　　ラテン名：Plantaginis Semen

> ## シャゼンソウ（車前草）
> 英名：Plantago Herb　　　　ラテン名：Plantaginis Herba

基原：オオバコ *Plantago asiatica* L.（オオバコ科 Plantaginaceae）の種子並びに花期全草

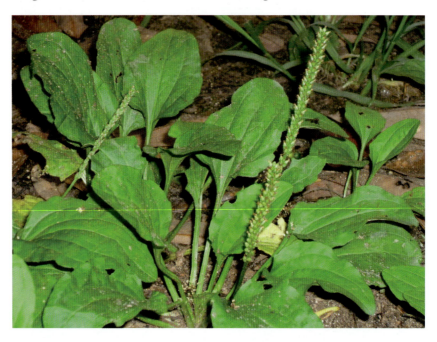

東アジアの草地に広く分布する多年生草本で、広卵形で長い葉柄を持つ葉が多数根生する。初夏には長さ 10～50cm の花茎が葉間に生じ、先端から 1/3～1/2 に多数の花を密に付け、単穂状花序となる。

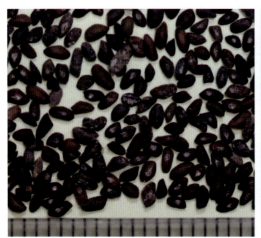
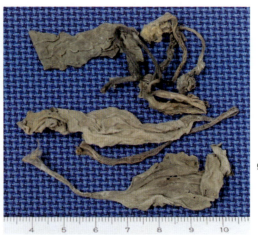
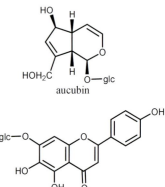

　　生薬　シャゼンシ　　　　　　　　　生薬　シャゼンソウ

　シャゼンシは、長さ 2～2.5mm、幅 0.7～1mm の偏楕円体で、外面は褐色から黒褐色で光沢が有り、黒褐色でよく充実し、水に浮かばないものが良品とされる。粘液性のある多糖類を含有し、利尿を目的として、牛車腎気丸、五淋散、竜胆瀉肝湯などの漢方処方に配合される。一方、シャゼンソウは、灰緑色から黄緑色を呈する縮んでしわのよった葉と花茎からなる。イリドイド配糖体 aucubin やフラボノイド配糖体 plantaginin などを含有し、鎮咳、去痰作用を期待して古くから民間療法に用いられてきた。

## ジュウヤク（十薬）

英名：Houttuynia Herb　　　ラテン名：Houttuyniae Herba

基原：ドクダミ *Houttuynia cordata* Thunb.（ドクダミ科 Saururaceae）の花期の地上部

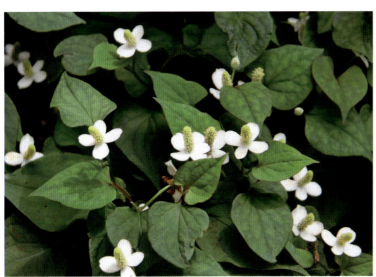

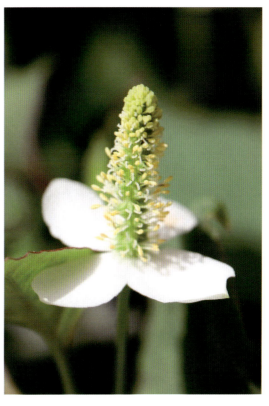

　東アジアに広く分布し、日本にも広く自生するアジア東部特有の多年生草本で、全株に特異臭があり、発達した地下茎が長く伸びて強い繁殖力を示す。6～7月頃、多くの無花被の黄色小花が穂状花序を形成するが、4枚の大きな白色花弁状の総苞を付けて1つの花のように見える。黄色に見えるのは雄蕊の先端にある葯の色である。

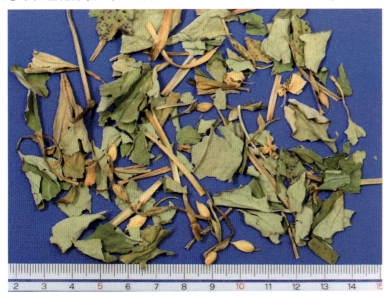

quercitrin

decanoylacetoaldehyde
$C_9H_{19}$—$COCH_2CHO$

laurylaldehyde
$CH_3(CH_2)_{10}CHO$

　整腸瀉下作用を有し、ドクダミ（毒矯み）として毒下しの民間療法に古くから用いられてきた。フラボノイド配糖体 quercitrin, isoquercitrin などを含有し、解毒、排膿薬として外用され、便秘や便秘に伴う吹き出物や慢性皮膚疾患に利尿、消炎の目的で煎用される。ドクダミ茶として飲用されることも多い。特異臭は、抗菌性のある脂肪族アルデヒド decanoylacetoaldehyde, laurylaldehyde に起因するが、乾燥した生薬や茶剤はほとんど無臭である。

## ショウマ（升麻）

英名：Cimicifuga Rhizome　　　ラテン名：Cimicifugae Rhizoma

基原：サラシナショウマ *Cimicifuga simplex* Turcz., *C. dahurica* Maxim., *C. foetida* L. 又は
*C. heracleifolia* Kom.（キンポウゲ科　Ranunculaceae）の根茎

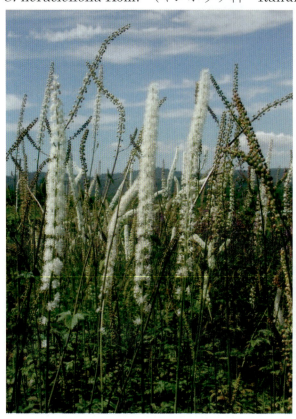
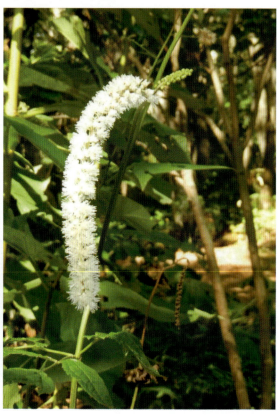

　サラシナショウマは日本、中国北部、朝鮮半島に分布する多年草であり、1mほどの花穂が分岐せず長く立ち、先端が垂れ下がる。現在、生薬の基原植物としては、サラシナショウマが使われることはほとんどなく、花穂が分岐する中国産の *C. dahurica* 、*C. foetida* を基原とするものが多い。

　生薬は、暗褐色から黒褐色で、長さ6〜15cm、径1〜2cmほどの結節状不整形であり、多数の根や地上茎の残基が存在する。cimigenolなどのトリテルペンやクロモン誘導体cimifuginを含有し、解熱、解毒、鎮痛などを目的として、乙字湯、辛夷清肺湯、補中益気湯、升麻葛根湯などの漢方処方に配合されている。

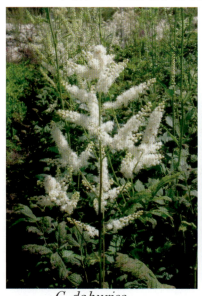

*C. dahurica*

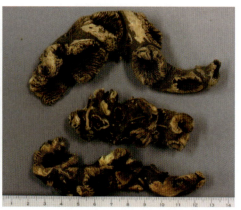

# シンイ（辛夷）

英名：Magnolia Flower　　　　ラテン名：Magnoliae Flos

基原：タムシバ *Magnolia salicifolia* Maxim., コブシ *M. Kobus* DC., *M. biondii* Pamp., *M. sprengeri* Pamp. 又は ハクモクレン *M. heptapeta* Dandy （モクレン科 Magnoliaceae）のつぼみ

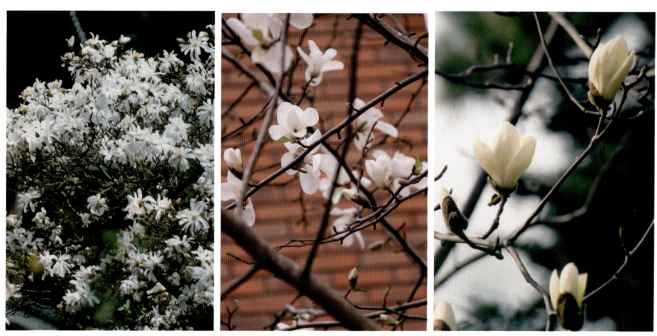

　　　　タムシバ　　　　　　　　　　　　コブシ　　　　　　　　　　　ハクモクレン

　タムシバは、本州、九州の日本海側に多く分布する落葉低木で、コブシは、日本、朝鮮半島に分布する落葉高木である。いずれも 3〜4 月頃に開花するが、花芽が大きくなる前に収穫し、生薬とする。ハクモクレンは中国浙江省、湖南省、江西省、河南省の山地に自生し、やや大形の花芽を同様に生薬とする。

　生薬は、長さ 2cm ほどの毛筆状で、外面に黄褐色の光沢のある毛が密生している。テルペン系の精油とフェニルプロパノイド系の精油、リグナン類、ベンジルイソキノリンアルカロイド coclaurine などを含有するが、精油成分は基原植物により異なる。鼻炎、鼻閉、蓄膿症、頭痛などに適応される辛夷清肺湯、葛根湯加川芎辛夷などの漢方処方に配合される。

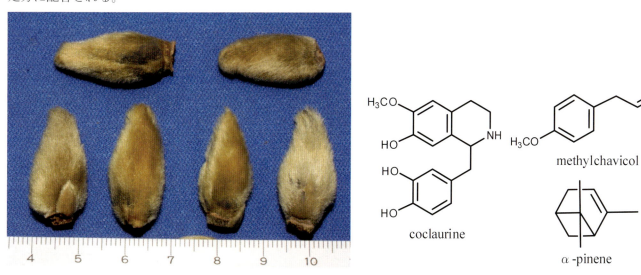

## セネガ

英名：Senega　　　ラテン名：Senegae Radix

基原：セネガ *Polygala senega* L. 又はヒロハセネガ *P. senega* L. var. *latifolia* Torr. et Gray
（ヒメハギ科 Polygalaceae）の根

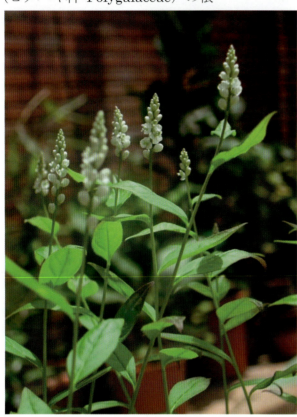
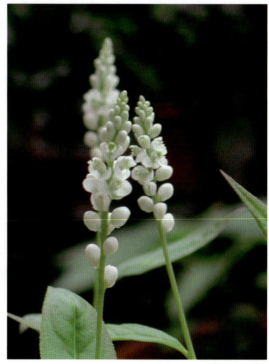

　セネガは、カナダからロッキー山脈の東方、アパラチア山脈南部に広く分布する多年生草本で、6月頃に白色蝶形花の小花を長さ 3〜5cm の穂状花序に頂生する。北米インディアン Seneka 族がガラガラヘビに咬まれた時の救急薬としたことから Senega と名付けられた。日本では明治以来、北海道、兵庫県などでヒロハセネガを栽培し、その根を生薬として生産している。

　生薬は、淡灰褐色、長さ 5〜10cm の主根及びやや太い側根からなり、根頭部は塊状で茎の残基を付けている。トリテルペノイドサポニン senegin-II, III, IV などを含有し、去痰薬としてセネガシロップの原料に用いられる。

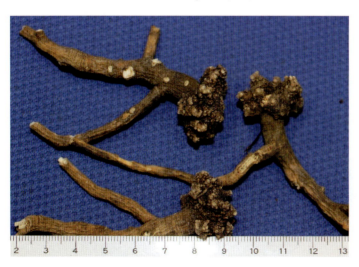

senegin-II

> ## センコツ（川骨）
> 英名：Nuphar Rhizome　　　ラテン名：Nupharis Rhizoma

基原：コウホネ *Nuphar japonicum* DC.（スイレン科 Nymphaeaceae）の根茎

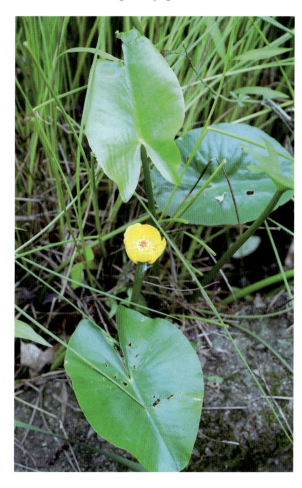
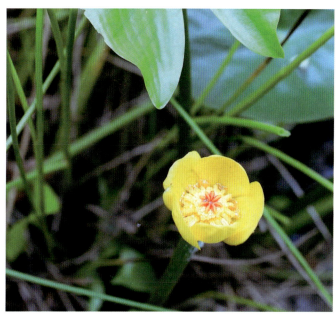

　朝鮮半島から日本各地の小川、池沼に自生、植栽される水生の多年生草本で、太い地下茎が横走、6〜9月頃に、水面上に長い花柄を伸ばし、先端に径 4〜5cm 黄色で上向きの花を付ける。5枚の花弁に見えるのは萼片で、その内側に多数のへら形の花弁を有している。

　生薬は、長さ 15〜20cm の不整円柱形の根茎を縦割りし、外面は暗褐色、断面は白色から灰白色で、質は軽く海綿状で折れやすい。アルカロイド nupharidine, nupharamine などや加水分解型タンニン nupharin 類を含有し、利尿、浄血、鎮静薬として婦人薬の配合剤に用いられるほか、治打撲一方などの漢方処方にも配合される。

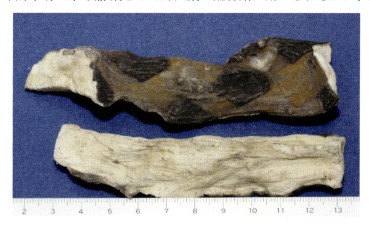

nupharidine　　　nupharamine

# センナ

英名：Senna Leaf　　　　ラテン名：Sennae Folium

基原：*Cassia angustifolia* Vahl 又は *C. acutifolia* Delile（マメ科 Leguminosae ）の小葉

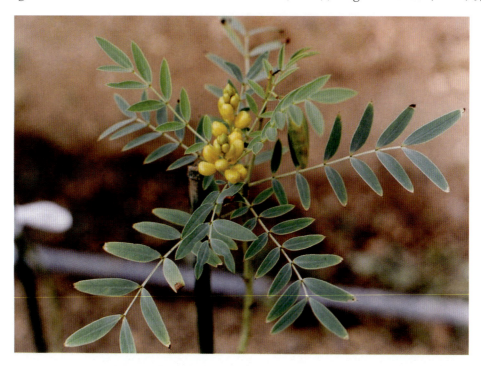

　*C. angustifolia* は、アフリカ原産の常緑小低木で、葉は長さ 2〜5cm、幅 1〜1.5cm の披針形の小葉からなる偶数羽状複葉である。原産地からインドへ導入され、インド半島南端の Tinnevelly 地方で栽培が盛んであることからチンネベリーセンナと称される。現在日本ではインド産が輸入されている。*C. acutifolia* は、ナイル河流域原産であり、アレキサンドリアから輸出されるのでアレキサンドリアセンナと称され、ヨーロッパでは本植物基原の生薬が使用されている。共に、sennnoside A, B などのジアントロン配糖体、chrysophanol, rhein などのアントラキノン及びその配糖体が含有され、瀉下（緩下）薬として用いられる。センノシド類は腸内細菌により rhein anthrone に代謝され、瀉下作用をあらわす。

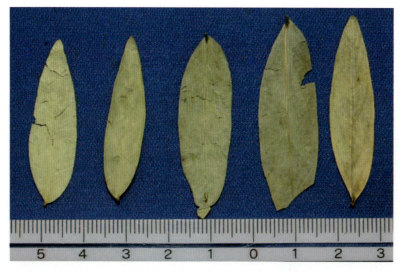

senoside A　threo 10-10'
senoside B　erythro 10-10'

> ## センブリ（当薬）
> 英名：Swertia Herb　　　　ラテン名：Swertiae Herba

基原：センブリ *Swertia japonica* Makino（リンドウ科 Gentianaceae）の開花期全草

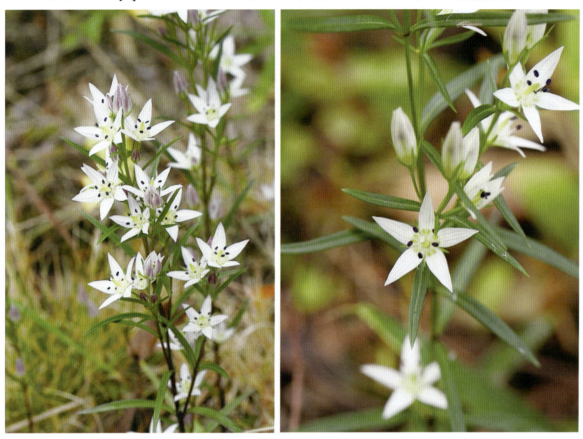

　日本各地の山野に自生する草丈 20〜25cm の二年生草本で、10 月頃、径 1.5〜2cm の白色で紫色の条線を有する 5 弁花（放射相称花）を枝先や葉腋に多数付ける。

　生薬は、花、対生する葉、茎、根からなり、長さ 10〜50cm である。新鮮な生薬の花は白色、葉や茎は暗緑色から暗紫色であるが、貯蔵により退色し、一様に黄色から黄褐色になる。近年までは野生株を採取していたが、急速な野生株の減少と栽培技術の進歩により、現市場品はほとんどが栽培品である。味は極めて苦く、千回振り出してもなお苦味が残存することからセンブリ（千振り）と名付けられた。

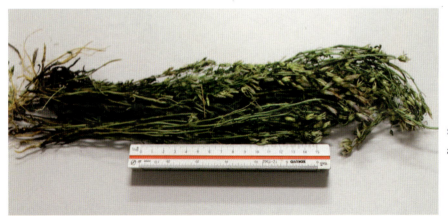

swertiamarin　R₁ = OH, R₂ = H
amarogentin　R₁ = H, R₂ =

　苦味成分として swertiamarin, amaogentin などのセコイリドイド配糖体を含有し、苦味健胃薬、整腸薬として用いられるほか、トウヒ、サンショウと共に苦味チンキ原料とされる。ジュウヤク、ゲンノショウコと共に日本の三大民間薬といわれる。また、毛細血管拡張、皮膚組織の機能促進作用を有し、エキスが発毛・育毛剤に配合される。

## ソウジュツ（蒼朮）

英名：Atractylodes Lancea Rhizome　　ラテン名：Atractylodis Lanceae Rhizoma

基原：ホソバオケラ *Atractylodes lancea* DC., *A. chinensis* Koidz. 又はそれらの雑種
（キク科 Compositae）の根茎

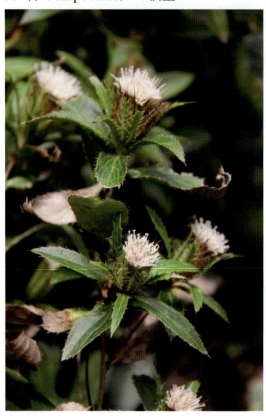
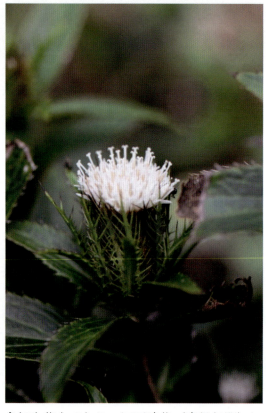

　ホソバオケラは、中国各地に分布する草丈 30〜70cm の多年生草本であり、江戸時代（享保年間）に日本にもたらされ、各地で植栽されたが、現在新潟県佐渡に残存している（サドオケラと称される）。8〜10月頃、径2cm ほどの白色の頭花を付ける。基部には魚骨状を呈する苞葉が付き、その内側は 5〜7 層の総苞が円柱状をなしている。

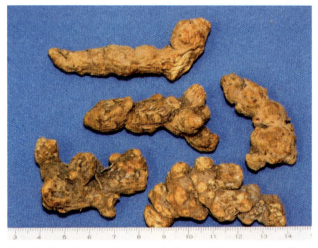

　朮の名称は極めて古いが、生薬の形質から白朮と蒼朮に区別したのは、陶弘景の「神農本草経集注」以降であり、日本薬局方では第七改正よりソウジュツとビャクジュツに分けて収載された。ポリアセチレン化合物 atractylodin並びにβ－eudesmol や hinesol などのセスキテルペンを主成分とする精油を含有する。生薬表面にβ－eudesmolと hinesol の混晶が白色綿状に析出するものがある。健胃、消化、利尿を目的として、桂枝加朮附湯、治頭瘡一方、消風散、疎経活血湯、平胃散などの漢方処方に配合される。

## ソウハクヒ（桑白皮）

英名：Mulberry Bark　　ラテン名：Mori Cortex

基原：マグワ *Morus alba* L.（クワ科 Moraceae）の根皮

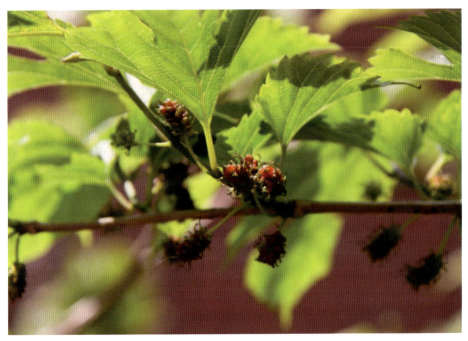

　中国、朝鮮半島原産で、広く栽培される雌雄異株の落葉高木で、蚕の飼料となる葉は広い卵形から楕円形で不整粗鋸歯縁でしばしば分裂する。4〜5月頃、淡黄緑色の小花を下垂した穂状花序に付け、その後紫黒色の偽果を形成する。

　生薬は、白色から黄褐色で厚さ2〜6mmの繊維性半管状であり、morusin, kuwanon A, B, C などの prenylflavone 類や α－amyrin, betulinic acid などのトリテルペン類を含有する。利尿、解熱、鎮咳などを目的として、五虎湯、清肺湯、杏蘇散などの漢方処方に配合される。

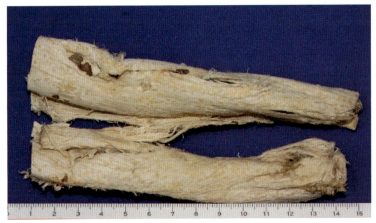

morusin　　　　　　　kuwanon A

## ソヨウ（紫蘇葉、蘇葉）

英名：Perilla Herb　　　　ラテン名：Perillae Herba

基原：シソ *Perilla frutescens* Britt. var. *crispa* W. Dean （シソ科 Labiatae）の葉及び枝先

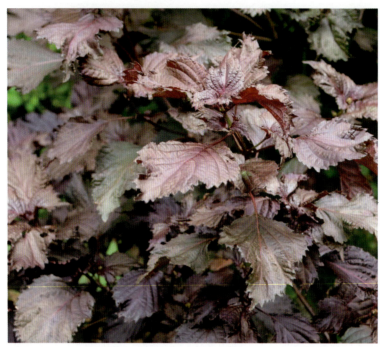
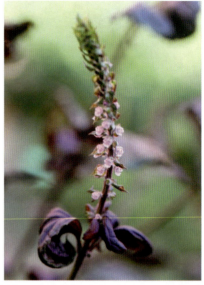

　中国中南部原産、草丈 20～70cm の一年生草本で、食用、薬用として各地で広く栽培される。シソは赤ジソ系と青ジソ系に大きく分けられるが、「紫蘇」は字意からもアントシアン系色素を含有する赤ジソを指す。茎は方形（四稜）で紫色、葉は十字対生となり、紫紅色で特有の芳香（perillaaldehyde による）がある。8～9 月頃、淡紅紫色の唇形花からなる 10cm ほどの総状花穂を葉腋あるいは茎頂に付ける。葉の両面が紫色を呈するシソ、チリメンジソや下面のみ紫色のカタメンジソなどがある。アントシアンは酸で赤変するが、梅干が鮮紅色になるのはウメに含まれる有機酸の作用によるものである。

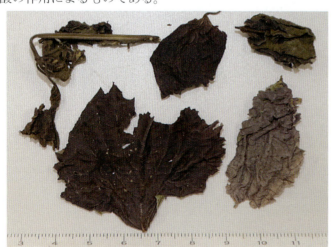

*l*-perillaldehyde

perilla ketone

　生薬は、しわがよって縮んだ葉と細い茎からなり、葉は両面とも帯褐紫色あるいは上面灰緑色で、下面帯褐紫色を呈している。水に浸してしわを伸ばすと、長さ 5～12cm ほどの広卵形で辺縁に鋸歯がある。精油成分としてモノテルペン *l*－perillaldehyde、*d*－limonene などを含有する。perilla ketone を含むものは気管支に好ましくない作用を示すとされ、ガスクロマトグラフィーにより perilla ketone のないものを薬用とするべきである。芳香性健胃薬として配合剤の原料とされるほか、発汗、解熱、鎮咳、鎮痛を目的として、香蘇散、参蘇飲、神秘湯、半夏厚朴湯などの漢方処方にも配合される。果実（紫蘇子）や茎（蘇梗）も薬用とされることがある。

## 辛味料としても利用される植物資源

　舌の表面に4000個ほど存在する味蕾によって、甘味、塩味、酸味、苦味、旨味の5つの基本味を感じるが、辛味はこの基本味には入っていない。辛味は温痛の刺激を通して総合的に感じる味であるとされている。辛味は、植物に含有される辛味成分によるが、化学的な特性からホット系とシャープ系に分けられる。トウガラシなどのcapsaicin、コショウのpiperine、chavicine、サンショウのα-sanshool、β-sanshoolなどはホット系、ワサビやマスタードのsinigrinはallylisothiocyanateに変化して辛味を呈するが、シャープ系とされ、ショウガの[6]-gingerolはその中間型とされている。前者に属するものは共通して分子中にアミド結合を有している。また、シャープ系の辛味は熱に弱く、加熱により辛味成分が失われるが、ホット系の辛味は熱に強く、加熱や煮込み料理に向いている。さらに、シャープ系の辛味は揮発性で持続せず、水やお茶で辛味を抑えることができるが、ホット系の辛味は水分では抑えられず、牛乳やアイスクリーム、マヨネーズなどの油性のもので抑えることができる。

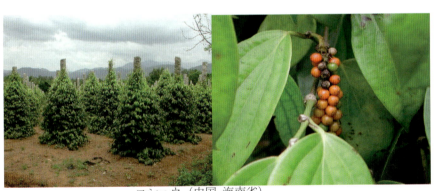
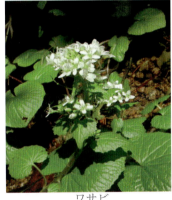

　一方、辛味成分を有する植物や生薬は食欲増進や消化吸収を助けるだけでなく、抗菌、抗カビ作用なども有しており、また発汗、血流促進、新陳代謝亢進などの作用も期待され、食品としてだけでなく、医薬品として重要なものが多い。漢方医学における五味（酸、苦、甘、辛、鹹）には、辛味が含まれている。

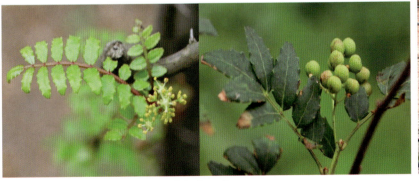

コショウ（中国 海南省）　　　　　　　　　　ワサビ

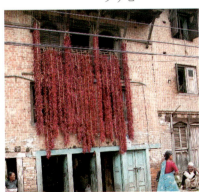

サンショウ　　　　　　　　　　トウガラシ（ネパール カトマンズ）

## ダイオウ（大黄）

英名：Rhubarb　　　ラテン名：Rhei Rhizoma

基原：*Rheum palmatum* L., *R. tanguticum* Maxim., *R. officinale* Baill., *R. coreanum* Nakai 又はそれらの種間雑種（タデ科 Polygonaceae）の根茎

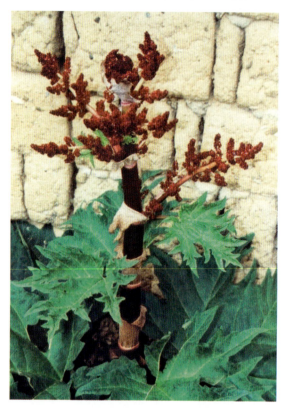
雲南省迪慶蔵族自治区中旬　*R. tanguticum*

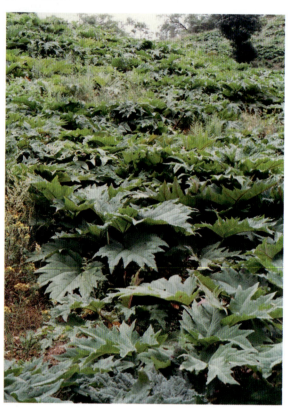
陝西省陝県の *R. palmatum* の栽培地

*Rheum* 属植物は、アジア寒冷地に約60種が分布しており、*R. palmatum* や *R. tanguticum* は四川、甘粛、青海、陝西、西蔵などに、*R. officinale* は四川、雲南、貴州の高地に分布するとされている。しかし、分布域が必ずしも明確ではなく、海抜による垂直分布によるともいわれている。生薬の集散地、形質などにより、西寧大黄、錦紋大黄、雅黄、馬蹄大黄などとも称されている。*R. coreanum* から品種改良したのものを北海道などで栽培し、国産（信州）大黄としている。

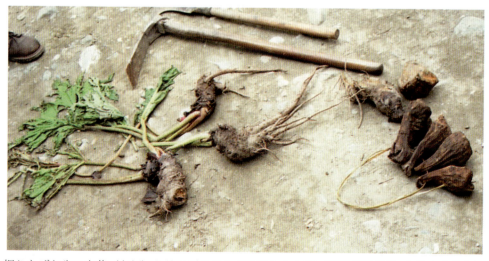
掘りあげた生の大黄（左側）と竹ひごを通して乾燥した大黄（四川省南坪県　大黄生産農家）

ジアントロン誘導体の sennoside 類や chrysophanol, emodin, rhein などのアントラキノン類並びに縮合型タンニン rhatannin などを含有する。瀉下、解熱、鎮痛、消炎などを目的として、桂枝加芍薬大黄湯、三黄瀉心湯、大黄甘草湯、大柴胡湯、桃核承気湯、大黄牡丹皮湯、防風通聖散などの瀉下薬、駆瘀血薬、高血圧症用薬とみなされる漢方処方に多く配合される。

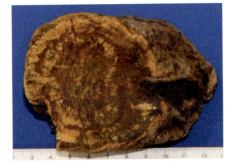

senoside A  threo 10-10'
senoside B  erythro 10-10'

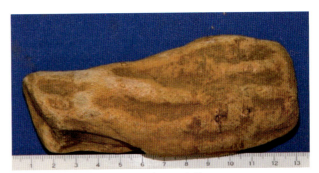

| | | |
|---|---|---|
| chrysophanol | $R_1 = CH_3$ | $R_2 = H$ |
| emodin | $R_1 = CH_3$ | $R_2 = OH$ |
| aloe emodin | $R_1 = CH_2OH$ | $R_2 = H$ |
| rhein | $R_1 = COOH$ | $R_2 = H$ |

産地の異なる種々の生薬大黄

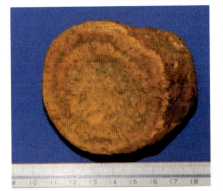

雲南省産　馬蹄大黄

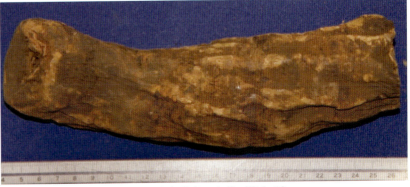

青海省産　大黄

四川省産　大黄

甘粛省産　大黄（野生品）

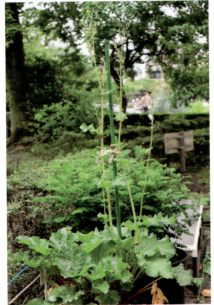

マルバダイオウ *Rheum rhaponticum*

マルバダイオウ *R. rhaponticum* は、西洋でルバーブ（英名：Rhubarb）と呼び、肉質の葉茎をジャムや野菜として食用にする。かつては薬用に代用されたが、スチルベン類の rhaponticin を含有し、腹痛を起こすため、現在では薬用とはされない。

rhaponticin

## タイソウ（大棗）

英名：Jujube　　　ラテン名：Zizyphi Fructus

基原：ナツメ *Zizyphus jujuba* Mill. var. *inermis* Rehder （クロウメモドキ科 Rhamnaceae）の果実

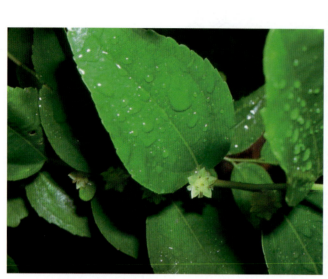
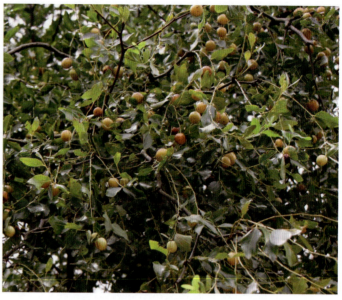

　アジア西南部からヨーロッパ南部原産で、中国東北部から華北に自生、栽培される樹高 10m に達する落葉高木で、枝節には、托葉が変態した刺針を付ける。5～6月頃、葉腋に径 5mm ほどの淡緑色の小花を集散花序に付ける。

　生薬とする果実（核果）は、長さ 1.5～3cm の楕円から球形で、9～10月に紅熟する。日本でも古くから植栽され奈良時代以降、食用、薬用に供されてきた。神農本草経上品に収載され、漢方処方の約 3 割に配合される要薬で、果肉が厚くてうるおいがあり、甘味の強いものが良品とされる。

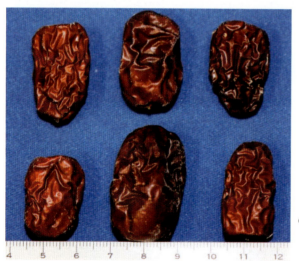
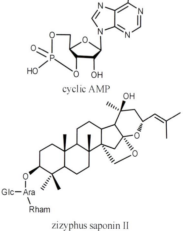

cyclic AMP

zizyphus saponin II

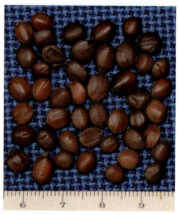

サンソウニン（酸棗仁）

　生薬は、外面はつやのある赤褐色で粗いしわがあり、外果皮は薄く革質で、中果皮は厚く暗褐色の海綿状を呈している。フルクトースなどの糖類、zizyphus saponin 類などのトリテルペノイドサポニン類のほか、cyclic AMP を高濃度で含有する。緩和、滋養、強壮、鎮静、利尿などの目的で、葛根湯、桂枝湯、小柴胡湯、大柴胡湯、麦門冬湯、甘麦大棗湯、半夏瀉心湯、補中益気湯など多くの漢方処方に配合されている。

　また、生薬サンソウニン（酸棗仁）は、サネブトナツメ（核太棗）*Z. jujuba* var. *spinosa* の種子であり、サポニン jujuboside 類やフラボノイド配糖体を含有し、温胆湯、帰脾湯、酸棗仁湯などの漢方処方に配合されている。

## タクシャ（沢瀉）

英名：Alisma Tuber　　　ラテン名：Alismatis Tuber

基原：サジオモダカ *Alisma orientale* Juzepczuk （オモダカ科 Alismataceae）の塊茎で通例、周皮を除いたもの

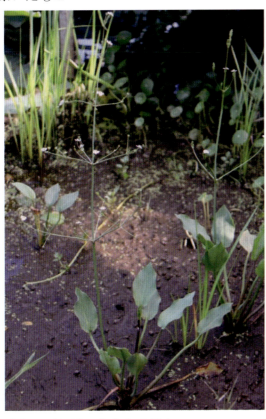
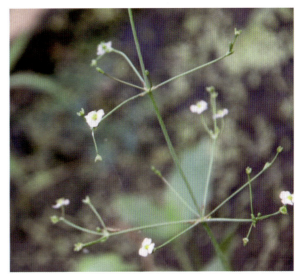

　アジア東部の沼沢地に自生する草丈 50〜100cm の多年生草本で、日本では北海道、本州北部に多い。6〜8 月頃、白色の 3 弁花を大形の輪生状円錐花序に付ける。葉は根元から叢生し、長柄があり、葉身は長さ 3〜18cm の楕円形でその形が匙のようなので、サジオモダカと呼ばれる。中国福建省で生産されるものを建沢瀉、四川省で生産されるものを川沢瀉と称している。

　生薬は、淡灰褐色から淡黄褐色、長さ 4〜7cm の球形から円錐形でわずかに輪帯を有している。多量のデンプンのほか、alisol A, B などのトリテルペノイド類や alismol などのセスキテルペン類を含有する。利水を目的として、利尿薬、尿路疾患薬、鎮暈薬とみなされる胃苓湯、五苓散、柴苓湯、当帰芍薬散、猪苓湯、八味地黄丸、牛車腎気丸などの漢方処方に配合されている。

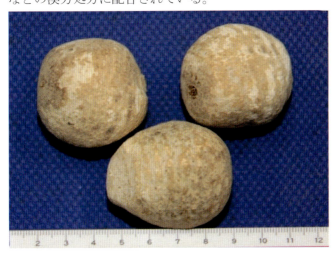

alisol A

## タンジン（丹参）

英名：Salvia Miltiorrhiza Root　　　ラテン名：Salviae Miltiorrhizae Radix

基原：タンジン *Salvia miltiorriza* Bunge（シソ科 Labiatae）の根

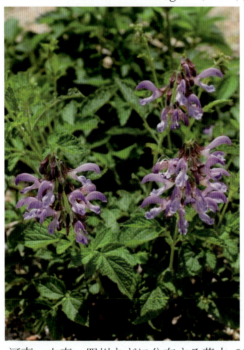
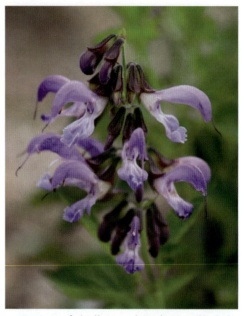

　中国の河北、河南、山東、四川などに分布する草丈 30～80cm の多年草で、中国各地で栽培されている。茎は四稜で直立し、黄白色の柔毛と腺毛に覆われる。根は細長い円柱形で、表面が朱赤色を呈する。5～7 月頃、長径約 2cm の青紫色唇形花を 3～10 個ずつ総状花序に付ける。属名の *Salvia* は、ラテン語の無病息災を意味する salvus に由来している。ハーブとして有名なセージ *S. officinalis* は、近縁植物であり、古くは扁桃腺炎や風邪の治療薬とされていた。生薬には栽培地により名称が付けられているが、四川省産のものが最良品とされる。

　生薬は、長さ 5～20cm ほどのやや湾曲した円柱形で、外面は赤褐色から暗赤褐色で、不規則な粗い縦じわがある。フェナントレン骨格を有するオルトキノン（1,2-quinone）である tanshinone I, IIA などを含有し、駆瘀血、鎮痛、強壮、鎮静などの作用があり、月経不順、腹痛、頭痛、不眠などに利用される。

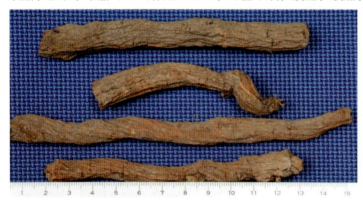
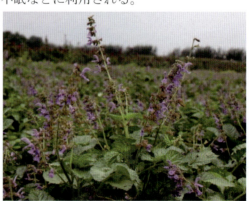

河北省安国市栽培試験場　タンジン栽培畑

tanshinone I　　　tanshinone IIA

## チクセツニンジン（竹節人参）

英名：Panax Japonicus Rhizome　　ラテン名：Panacis Japonici Rhizoma

基原：トチバニンジン *Panax japonicus* C.A. Meyer （ウコギ科 Araliaceae）の根茎で通例、湯通ししたもの

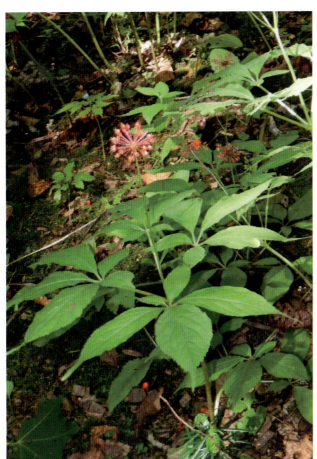

日本特産で、北海道から九州にいたる日本各地の山地の樹下に自生する草丈 50〜80cm の多年生草本であり、おおむね 5 枚の小葉からなる掌状複葉を数枚輪生し、6〜8 月頃、茎頂に球状の散形花序を付け、10〜11 月頃に径約 6mm の球形の液果が紅熟する。

生薬は、不整の円柱形で節間 1〜2cm の明瞭な節があり、節間には根の痕跡がこぶ状に隆起している。植物の外形がオタネニンジンに酷似しており、人参の代用とされてきたが、生薬の形状は人参とは異なり、成分も薬用途も異なっている。オレアナン系のトリテルペノイドサポニンである chikusetsusaponin IV やダマラン系の chikusetsusaponin III などを含有し、健胃、去痰、鎮咳、解熱作用が人参より優れているとされ、配合剤の原料とされる。

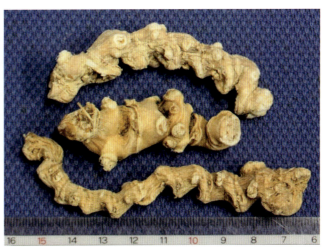

chikusetsusaponin III　　chikusetsusaponin IV

## チモ（知母）

英名：Anemarrhena Rhizome　　　ラテン名：Anemarrhenae Rhizoma

基原：ハナスゲ *Anemarrhena asphodeloides* Bunge（ユリ科 Liliaceae）の根茎

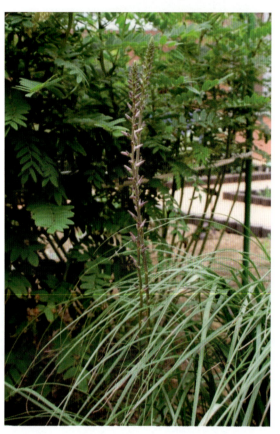
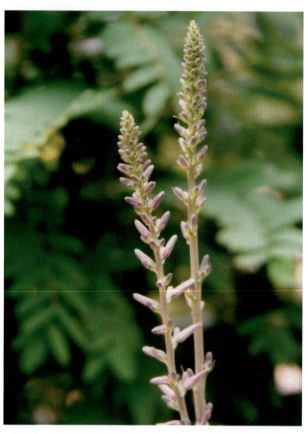

　中国東北部から華北の寒冷な乾燥丘陵地に自生、栽培される多年生草本で、根茎は類円柱形で横走する。長さ 30〜70cm の広線形の葉が根茎から叢生する。直立した花茎は 50〜100cm で、上部に緑色から淡紫色の 6 弁の小花からなる長い穂状花序を付ける。日本には享保年間以前に薬用として導入され、栽培されたが、現在では日本産の市場品はなく、中国から輸入されている。

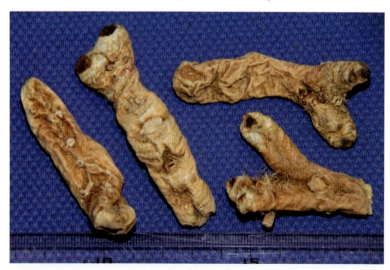

timosaponin A-I

　生薬は、径約 1cm のやや扁平な紐状で、まれに分岐する。外面は黄褐色から褐色、上面に葉鞘の跡があり、下面には根の跡がある。ステロイドサポニンである timosaponin A-I などを含有し、解熱、消炎、鎮静、止瀉、利尿などを目的として、酸棗仁湯、消風散、白虎湯、白虎加人参湯、辛夷清肺湯などの漢方処方に配合されている。

## チョウジ（丁子、丁香）

英名：Clove　　　　ラテン名：Caryophylli Flos

基原：チョウジ *Syzygium aromaticum* Merr. et Perry　（フトモモ科 Myrtaceae）のつぼみ

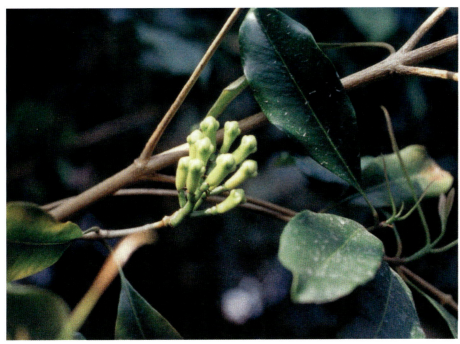

　モルッカ諸島原産で、熱帯アジア、東アフリカの島々で栽培される常緑小高木で樹高 3～7m となる。集散花序を頂生し、多数の花を付ける。蕾は僧帽状に重なり花頭を包むが、開花とともに脱落し、多数の雄蕊を露出する。

　生薬は、暗褐色から暗赤色で、長さ 1～1.8cm の四稜柱状の花床の上端に 4 枚の厚いがく片及び 4 枚の膜質の花弁からなり、花弁は球状を呈している。強い特異なにおいがあり（eugenol による）、舌がやけるような味がする。eugenol, chavicol などのフェニルプロパノイド系精油を多量（15～20%）に含有し、caryophyllene などのセスキテルペンも含有している。芳香性健胃薬原料とされ、治打撲一方、丁香柿蔕湯、女神散などの漢方処方にも配合されるが、多くは香辛料、香料用として輸入されている。水蒸気蒸留により得られるチョウジ油は殺菌、鎮痛作用があり、歯科消毒や止痛などにも利用されていた。

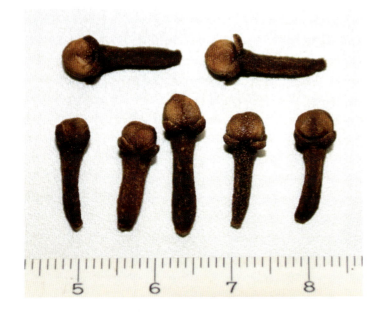

# チョウトウコウ（釣藤鈎、釣藤鉤）

英名：Uncaria Hook　　　ラテン名：Uncariae uncis cum Ramulus

基原：カギカズラ *Uncaria rhynchophylla* Miq., *U. sinensis* Havil. 又は *U. macrophylla* Wall.
　　（アカネ科 Rubiaceae）のとげ

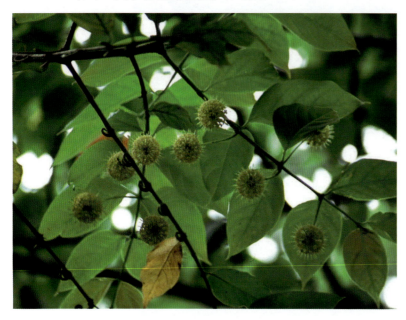

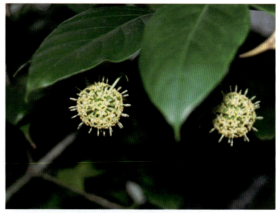

小さな花が球状に密集した頭状花序

　カギカズラは、日本、中国、東アジア暖地の林地内に自生する常緑つる性の木本植物で、茎の変態による鈎が節ごとに単生、双生に交互に付く。この鈎が他の植物に絡まって伸び、長さ数十 m にもなる。長さ 2〜3cm の柄の先に白緑色小花が多数付き、径 2cm ほどの球形の頭状花序を形成する。

　生薬は、赤褐色から暗褐色で、長さ 1〜4cm の湾曲した釣り針状の鈎または鈎が単生若しくは双生した短い茎で、rynchophylline, isorhynchophylline など数多くのインドールアルカロイドを含有する。血圧降下作用、鎮痙、鎮痛作用、高血圧によるのぼせ、眩暈、頭痛、小児のひきつけなどに対する抑制効果が期待され、七物降下湯、釣藤散、抑肝散などの漢方処方に配合される。

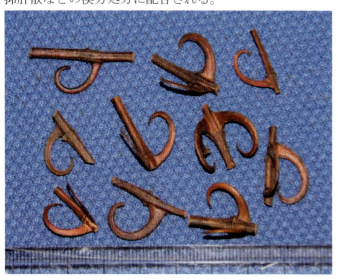

rhynchophylline

## チンピ（陳皮）

英名：Citrus Unshiu Peel　　ラテン名：Citri Unshiu Pericarpium

基原：ウンシュウミカン *Citrus unshiu* Marcow. 又は *C. reticulate* Blanco （ミカン科 Rutaceae）
の成熟果皮

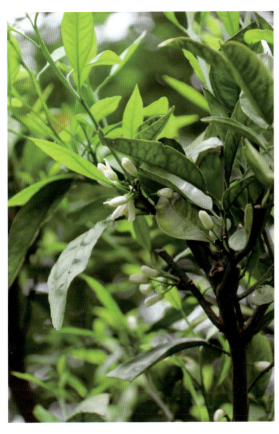

　ウンシュウミカンは、中国から渡来し日本で改良された常緑低木で、暖地に果樹として広く栽培される。枝に刺はなく、葉は楕円形で互生し、初夏に葉腋に径約 4cm で芳香のある多数の白色花を付ける。液果は秋に熟して橙黄色となり、日本では柑橘類の中で最も多く栽培される。成熟した果皮を薬用にするが、陳には古いという意味があり、陳皮は古いものが良い生薬とされている。

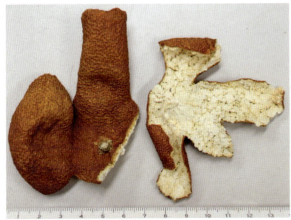

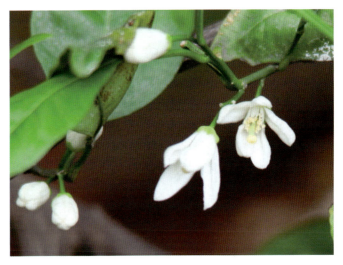

　生薬は、厚さ約 2mm の果皮片で、外面は黄赤色から黄褐色で、油室による多数のくぼみがある。内面は中果皮で白色から淡灰黄褐色である。*d*-limonene を主成分とする精油やフラバノン配糖体 hesperidin を含有し、健胃消化薬、鎮咳去痰薬に配合され、香蘇散、参蘇飲、清暑益気湯、人参養栄湯、神秘湯、平胃散、胃苓湯、補中益気湯など多くの漢方処方にも配合されている。

## テンモンドウ（天門冬）

英名：Asparagus Tuber　　ラテン名：Asparagi Tuber

基原：クサスギカズラ *Asparagus cochinchinensis* Merr.（ユリ科 Liliaceae）の外層を除いた根

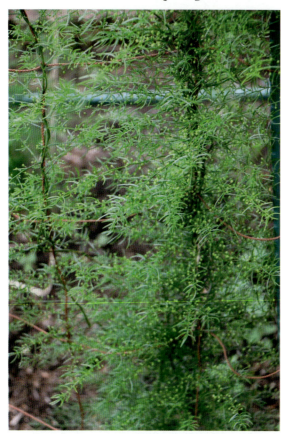

　本州、九州、沖縄、台湾、中国南部の海浜の砂地に自生する雌雄異株の多年生草本である。茎がつる状に伸び長さ1〜2mとなり、よく分枝するが、葉のようにみえるのは枝が変化した葉状枝で、葉は退化して鱗片状となっている。5〜6月頃に淡黄白色の小花を葉腋に数個付ける。根茎は短く、長さ10〜20cmの紡錘状の貯蔵根を多数付ける。

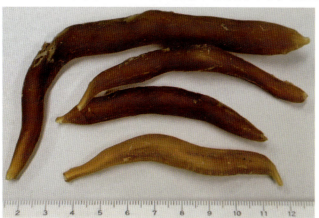
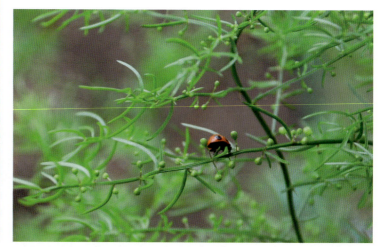

　生薬は、根を湯通し又は蒸したものであり、長さ5〜15cm、径0.5〜2cmのゆがんだ紡錘形で両端はやや尖る。黄褐色から赤褐色半透明で質は柔らかく、噛むと初めは甘く、後に苦い。多糖類やアミノ酸 asparagine のほか、フロスタン型ステロイド配糖体 asparasaponin 類を含有する。ハチミツ漬けや薬酒として滋養強壮、浮腫などに用いられ、鎮咳、去痰、利尿を目的として、滋陰降火湯、清肺湯などの漢方処方にも配合される。

　同属のアスパラガス *A. officinalis* も野菜として食用とされるほか、根、塊根や種子に鎮咳、去痰、駆虫作用があるとされている。

# トウガラシ（蕃椒）

英名：Capsicum　　　　　　ラテン名：Capsici Fructus

基原：トウガラシ *Capsicum annuum* L.（ナス科 Solanaceae）の果実

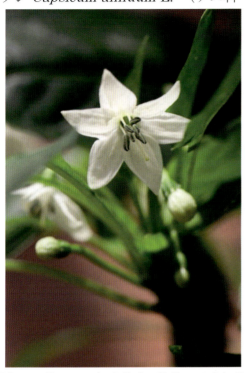
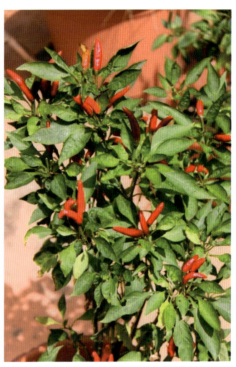

　南アメリカ原産で温帯では一年生草本、熱帯では多年生低木となる。中央・南アメリカでは紀元前から栽培され、コロンブスによってヨーロッパに伝わり、東アジアへ広がったといわれる。日本では江戸時代には各地で栽培されていた。8～9月頃、径2～3cmの白色の合弁花が単一又は2～3個集生するが、栽培品種が多く、果実の付き方、大きさ、形、色、辛さなどに多彩な変化がある。

　日本ではほとんどが食用に生産され、薬用は多くが中国から輸入される。capsaicinなどの辛味成分、capsanthinなどのカロテノイド色素を含有し、辛味健胃薬の原料とされるほか、皮膚刺激薬トウガラシチンキやトウガラシ・サリチル酸精などにも用いられる。

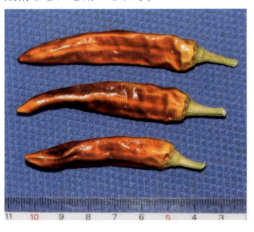

## トウキ（当帰）

英名：Japanese Angelica Root　　　ラテン名：Angelicae Acutilobae Radix

基原：トウキ *Angelica acutiloba* Kitag. 又はホッカイトウキ *A. acutiloba* Kitag. var. *sugiyamae* Hikino
（セリ科 Umbelliferae）の根

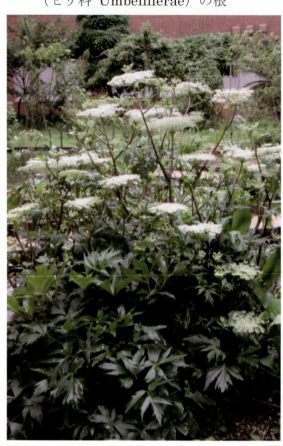
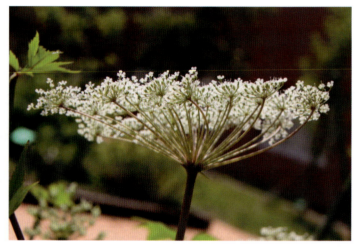

　生薬トウキを生産する目的で奈良県を主として日本各地で栽培されてきた多年生草本である。草丈 40～90cm、2回3出羽状複葉を帯紫色の茎に付け、8～10月頃、茎頂に多数の白色小花が複散形花序を形成する。

　本邦産の生薬には、主として奈良県で生産される大和当帰（大深当帰）と北海道産の北海当帰があり、太くて短い主根から多数の根を分枝した長さ 10～25cm の紡錘形を呈している。ligustilide, butylidene phthalide などのフタリド類を主成分とする精油を含有し、特異なにおいを有している。駆瘀血生薬として、婦人薬、冷え症用薬、保健強壮薬、精神神経用薬とみなされる漢方処方（四物湯、温清飲、帰脾湯、加味帰脾湯、加味逍遥散、当帰芍薬散、当帰建中湯、当帰四逆湯、防風通聖散、抑肝散、女神散、薏苡仁湯、補中益気湯、人参養栄湯、清暑益気湯、紫雲膏など多数）に配合される。また、血行促進効果があり、葉とともに浴湯料にも利用される。

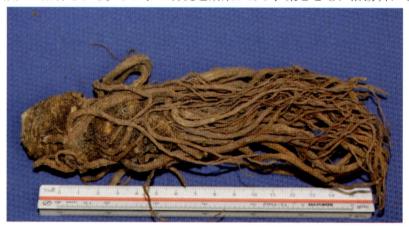
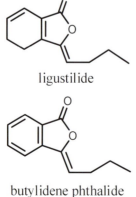

ligustilide

butylidene phthalide

## トウニン（桃仁）

英名：Peach Kernel　　　ラテン名：Persicae Semen

基原：モモ *Prunus persica* Batch 又は *P. persica* Batch var. *davidiana* Maxim.（バラ科 Rosaceae）の種子

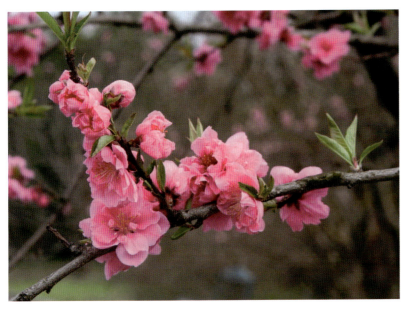
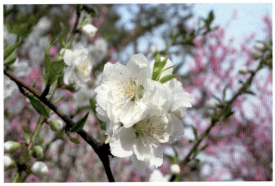

　モモは、中国西北部黄河上流域の原産で、樹高 3～8m の落葉性小高木である。3～4 月頃、淡紅色、白色、濃紅色のほとんど花柄がない 5 弁あるいは重弁花を付ける。中国各地で古代から栽培され、日本には弥生時代に渡来している。現在のものは明治以降に導入され、花を観賞用に、果実を食用とするため多くの園芸品種が改良栽培されている。生薬の採取用には原種に近いものが良いとされる。

　生薬は、長さ 1.5～2cm、幅 1～1.2cm の扁圧した左右不均等な卵円形で、赤褐色から淡褐色の種皮には多数の維管束が縦走し、縦じわとなっている。青酸配糖体 amygdalin や脂肪油を含有し、アンズの種子であるキョウニン（杏仁）と形態、成分共に類似するが、トウニンは駆瘀血生薬として桃核承気湯、大黄牡丹皮湯、桂枝茯苓丸、疎経活血湯などの漢方処方に配合される。

　2～3 月に白花種のつぼみを採取し乾燥したものを白桃花と称し、利尿、緩下薬とされ、葉は化粧水や浴湯剤にも利用される。

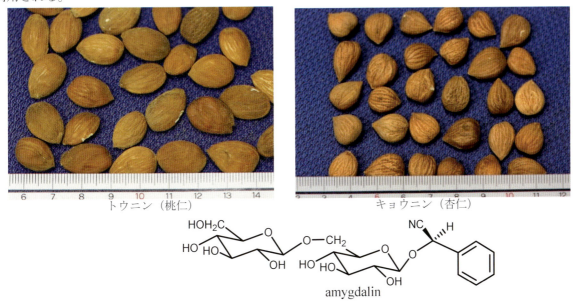

トウニン（桃仁）　　　キョウニン（杏仁）

amygdalin

## トウヒ（橙皮）

英名：Bitter Orange Peel　　ラテン名：Aurantii Pericarpium

基原：*Citrus aurantium* L. 又はダイダイ *C. aurantium* L. var. *daidai* Makino （ミカン科 Rutaceae）の成熟果皮

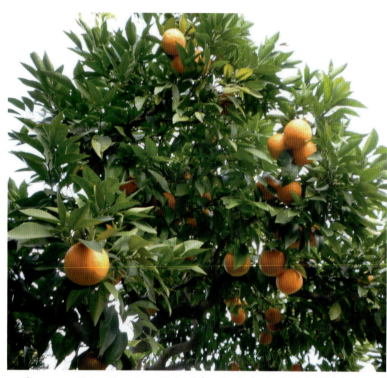
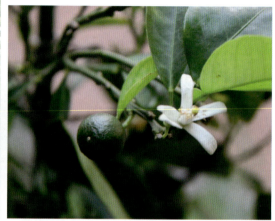

　*C. aurantium* は、ヒマラヤ原産で温帯各地で広く栽培される常緑小高木であり、単生又は総状花序に径約 4cm の白色花を数個付ける。市場品はスペイン、ポルトガル、モロッコから輸入される。ダイダイは、中国を経て古くから日本でも栽培される。

　生薬は、秋に果実が熟した頃に4つに縦割りし、皮を剥ぎ取り乾燥する。長さ 4～8cm、幅 2.5～4.5cm、厚さ 0.5～0.8cm であり、外面は暗赤褐色から灰黄褐色で、多数の油室によるくぼみがある。$d$-limonene を主とする精油成分並びにフラボノイド配糖体 naringin, hesperidin を含有する。芳香苦味健胃薬として胃腸薬に配合されるほか、トウヒチンキ、トウヒシロップの原料とされ、センブリ、サンショウとともに苦味チンキの原料とする。

　未熟果実は枳実（キジツ）として日本薬局方に収載され、漢方処方に配合される。

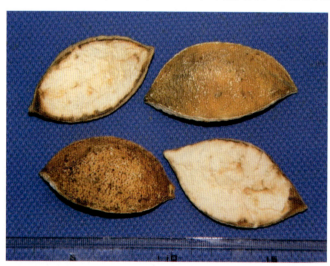

# トコン（吐根）

英名：Ipecac　　　　ラテン名：Ipecacuanhae Radix

基原：*Cephaelis ipecacuanha* A. Rich. 又は *C. acuminata* Karst.（アカネ科 Rubiaceae）
　　 の根及び根茎

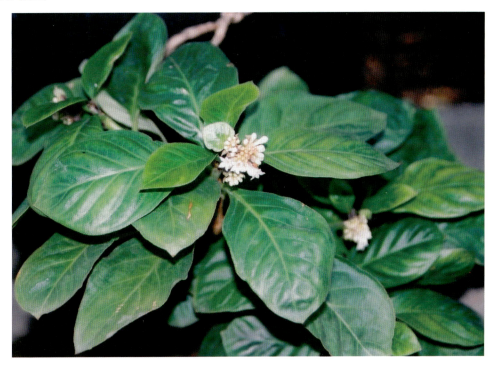

　*C. ipecacuanha* は、ブラジル南緯 8〜22 度の高温多湿な密林に自生する高さ 10〜40cm の常緑草本性小低木で、頂端の葉腋から 10〜12 個の小さな白色合弁花を頭状花序に付ける。Rio ipecac（リオ吐根）として流通している。*C. acuminata* は、南米コロンビア原産で、中南米で栽培され Cartagena ipecac（カルタゲナ吐根）として流通している。

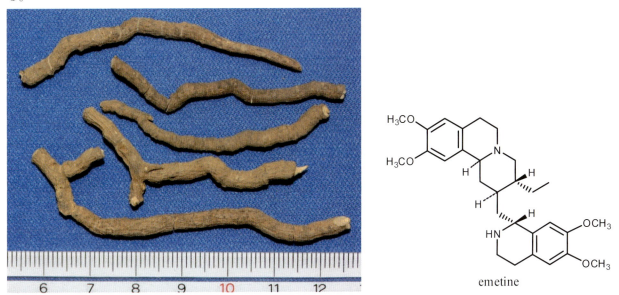

　生薬は、長さ 3〜15cm、径 0.3〜0.8cm の屈曲した細長い円柱形である。外面は暗灰褐色から赤褐色で、不規則な輪節状となっており、皮部と木部は分離しやすい。モノテルペンイソキノリンアルカロイドである emetine、cephaeline を含有し、アメーバ赤痢の治療薬とされていたが、現在では催吐性去痰薬とされるほか、催吐剤トコンシロップの原料とされる。

## トチュウ（杜仲）

英名：Eucommia Bark　　　ラテン名：Eucommiae Cortex

基原：トチュウ *Eucommia ulmoides* Oliver（トチュウ科　Eucommiaceae）の樹皮

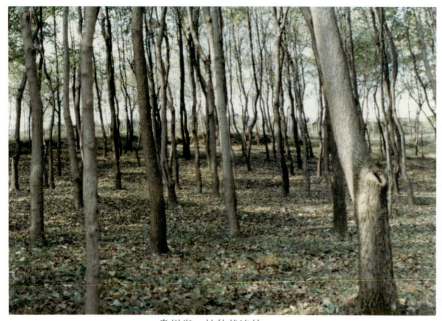

貴州省　杜仲栽培林

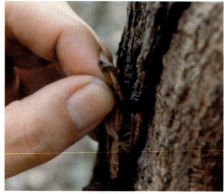

グッタペルカの白い糸を引く樹皮

　中国陝西、四川、雲南、貴州、湖北、河南などの各地に分布し、1科1属1種である。薬用目的で栽培される樹高10〜15mほどになる雌雄異株の落葉高木であり、樹皮は灰褐色から灰白色で、樹皮や枝葉を折ると、特徴的な白い糸を引く。

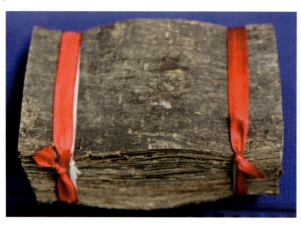

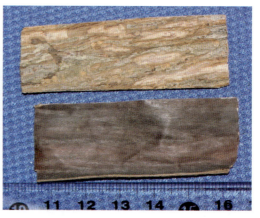

　生薬は、厚さ2〜5mm半管状又は板状の皮片で、折ると白い絹状の強靭なグッタペルカ（熱可塑性のゴム様物質）の糸が多量に認められる。そのほか、イリドイド配糖体 aucubin、リグナン pinoresinol とその配糖体などを含有する。主に中国では腎を滋す効能があるとして強壮、強精、鎮痛薬としてしばしば用いられる。また、滋養強壮の目的で薬用酒に配合されている。日本では葉（杜仲葉）の収穫を目的として栽培され、血圧を調節する効果を期待して特定保健用食品の茶剤として利用されている。

aucubin　　　　　　pinoresinol

## 天然色素原料として利用される植物資源

多くの植物成分が、多彩な染料や食品用の色素として利用されている。ベニバナ（紅花）の管状花から得られる紅色色素 carthamin、ムラサキの根から得られる紫色色素 shikonin、黄色色素としては、キハダの樹皮から得られる berberine、ウコンの根茎から得られる curcumin、サフランの柱頭やクチナシの果実から得られる crocin などは、それぞれ生薬の主要成分であり、有効成分でもある。一方、これらは、古くから草木染の原料として布の染色にも利用され、食品添加物の着色料としても利用されてきた色素化合物である。さらに、ベニノキの種皮に含有される bixin、アイの葉が発酵、酸化されて得られる indigo、アカネの根に含有される purpurin なども色素原料として利用されてきた。簡便に安価に、鮮やかな色彩が得られるタール系色素の出現で、いずれも一時は利用が減少したが、近年は安全、安心、自然志向から再認識され、天然色素の利用がさらに見直されてきている。

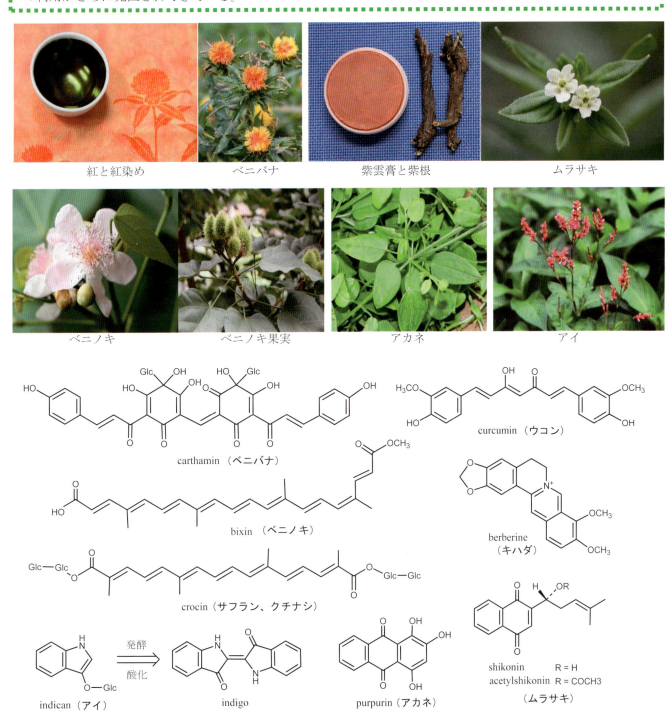

## ニガキ（苦木）

英名：Picrasma Wood　　　　ラテン名：Picrasmae Lignum

基原：ニガキ *Picrasma quassioides* Benn.（ニガキ科 Simaroubaceae）の木部

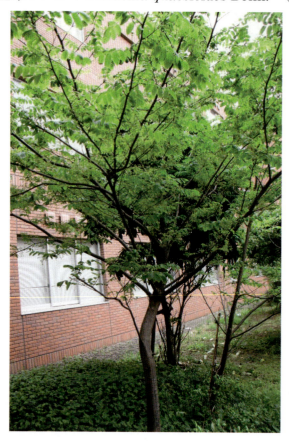

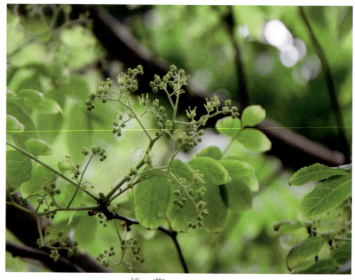

雄花

　アジアの温暖地域に分布し、日本各地の山地に自生する樹高 10〜15m の落葉小高木である。奇数羽状複葉で葉は互生し、雌雄異株で初夏、枝先に集散花序に黄緑色の小花を付ける。葉、樹皮、木部すべてに苦味がある。

　生薬は、淡黄色の木部からなる木片であるが、黒色を帯びた樹皮を付けているものもある。横断面には明瞭な年輪が認められる。トリテルペンの一種で、苦味質である nigakilactone A-N, picrasin A-G などのクアシノイド類を含有し、苦味健胃薬として胃腸薬に配合される。

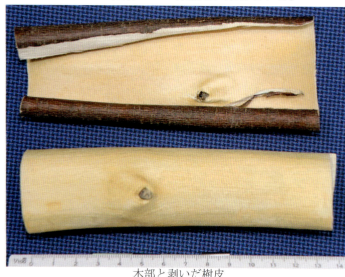

木部と剥いだ樹皮

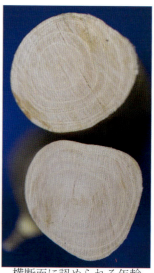

横断面に認められる年輪

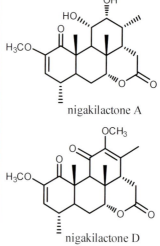

## ニクズク（肉豆蔲）

英名：Nutmeg　　　ラテン名：Myristicae Semen

基原：ニクズク *Myristica fragrans* Houtt.（ニクズク科 Myristicaceae）の種子

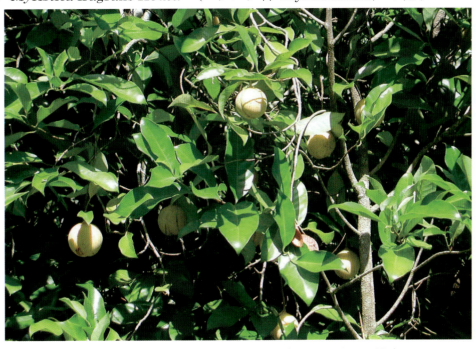

　モルッカ諸島原産で、西インド諸島、インドネシア、マレー半島で栽培される樹高 10～20m の雌雄異株の常緑高木である。果実は、長さ 5cm ほどの橙黄色で卵形から球形を呈し、成熟すると果皮が割れ、真赤色の火炎状になった仮種皮（メース）に包まれた暗褐色の種子が存在する。

　生薬は、種皮を除いたものが多く、外面は褐色で長さ 1.5～3cm、径 1.3～2cm の卵形を呈し、表面には縦に走る浅い溝と網目様のしわがある。α－pinene, *d*－camphene, borneol などのモノテルペンを主とする精油、myristicin などのフェニルプロパノイドやリグナンを含有する。芳香性健胃薬原料として利用されるほか、香辛料（ナツメグ、メース）としての利用が多い。

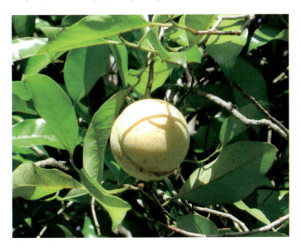

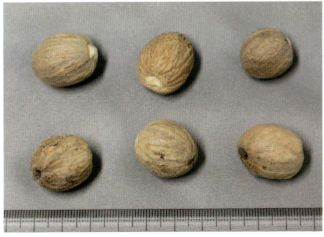

α-pinene　　　*d*-camphene　　　myristicin

## ニンジン（人参）

英名：Ginseng　　　　ラテン名：Ginseng Radix

基原：オタネニンジン *Panax ginseng* C.A. Meyer （ウコギ科 Araliaceae）の根

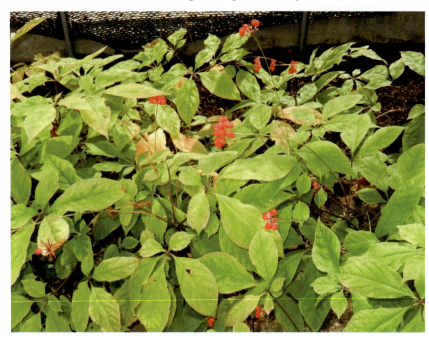
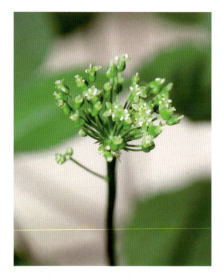

　中国東北部から朝鮮半島原産の多年生草本で、主根は肥大し、中ほどから2～5本の側根を分枝する。茎は直立して高さ約 60cm、小葉が5枚の大型掌状複葉を数枚輪生状に付ける。夏期には淡緑色の小花からなる球状の散形花序を茎頂に付け、液果は赤熟する。江戸時代、八代将軍吉宗が日光御薬園で種子を増やし、諸藩に与え、栽培を奨励したことから「御種人参」と呼ばれるようになった。長野、島根、福島各県で生産されるが、市場品の大部分は中国、韓国からの輸入品である。

　生薬は、加工調製や外観形状により、白参、生干人参、皮付人参、曲参など多く種類がある。ダマラン系トリテルペノイド配糖体である ginsenoside $Rb_1$, ginsenoside $Rg_1$ などが含有され、保健強壮薬、健胃消化薬、止瀉整腸薬などとみなされる多くの漢方処方（柴胡桂枝湯、十全大補湯、小柴胡湯、人参養栄湯、補中益気湯、人参湯、六君子湯、大建中湯、半夏瀉心湯など）に配合されるほか、肉体疲労時、病中病後、胃腸虚弱、食欲不振などに対して各種配合剤に用いられる。

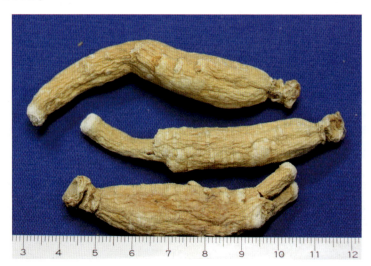

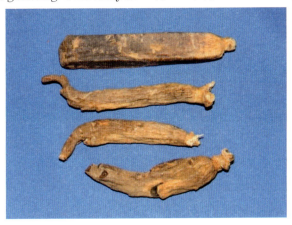

ginsenoside Rb₁    ginsenoside Rg₁

## コウジン　（紅参）

英名：Red Ginseng　　ラテン名：Ginseng Radix Rubra

基原：オタネニンジン *Panax ginseng* C.A. Meyer　（ウコギ科 Araliaceae）の根を蒸したもの

類似生薬（アメリカ人参 [洋参/広東人参]、三七人参、ベトナム人参など）が世界各地で用いられている。

　　　上段　左：白参　　　中：アメリカ人参（野生）　　右：三七人参
　　　下段　左：紅参　　　中：アメリカ人参（栽培）　　右：竹節人参

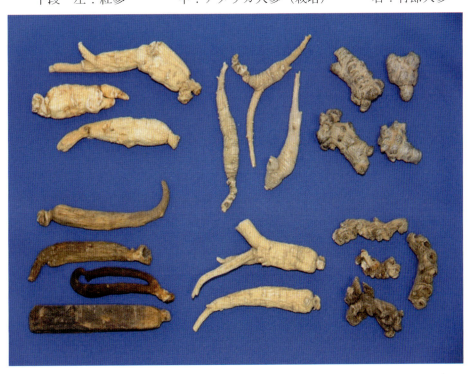

## ニンドウ（忍冬）

英名：Lonicera Leaf and Stem　　　　ラテン名：Lonicerae Folium cum Caulis

基原：スイカズラ *Lonicera japonica* Thunb.（スイカズラ科 Caprifoliaceae）の葉及び茎

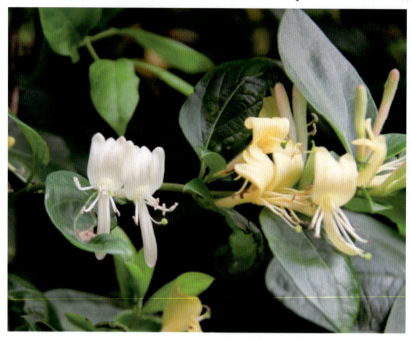

　日本、朝鮮半島、中国各地に自生するつる性の常緑低木で、5～7月頃、長さ 3～4cm の花が対になって葉腋に付き、枝先で穂状になる。芳香のある白色花は後に黄色に変化する。秋に径 6～7mm の球形の液果が黒熟する。
　秋、冬に葉の付いた蔓を刈り取り、日干しにして生薬とする。イリドイド配糖体 loganin や chlorogenic acid を含有し、解熱、解毒、消炎薬として治頭瘡一方などの漢方処方に配合されるほか、浴湯料としても利用される。花蕾はキンギンカ（金銀花）と称し、化膿性皮膚疾患や感冒・熱性疾患に用いられる。

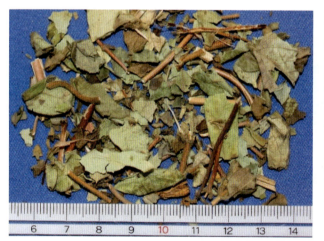

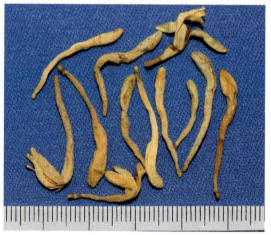

花蕾：キンギンカ（金銀花）

loganin　　　　chlorogenic acid

## バイモ（貝母）

英名：Fritillaria Bulb　　　　ラテン名：Fritillariae Bulbus

基原：アミガサユリ *Fritillaria verticillata* Willd. var. *thunbergii* Baker（ユリ科 Liliaceae）
　　　のりん茎

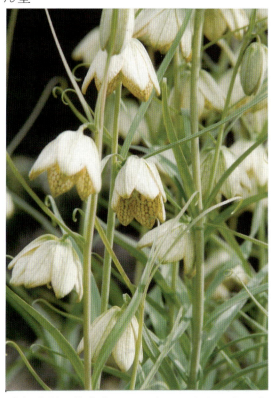
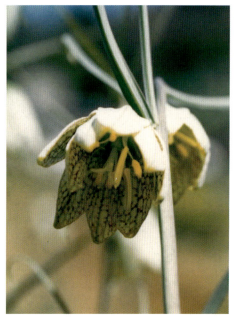

　中国原産の多年生単子葉草本で、日本ではときに半野生化しているが、薬用や観賞用に栽培されることがある。草丈 30〜80cm で、葉は長さ 7〜15cm、幅 5〜10mm の線状披針形で上部の葉は細長く伸びて、巻きひげ状に内に巻く。3〜4 月頃、直立した茎の先端や上部の葉腋に、花被片が淡黄色で内側に網目状の模様がある釣鐘状の花を数個下垂する。花の模様からアミガサユリと称され、生薬の形が貝に似ることから貝母と称される。

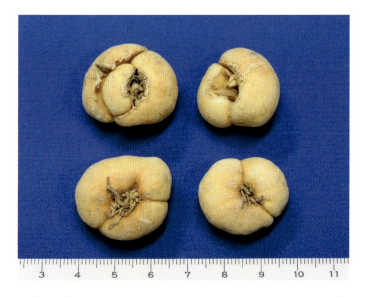

　生薬は、径 2〜3cm の淡黄色扁球形で、肥厚したりん片葉からなる。中国浙江省、湖南省で薬用として栽培され、「浙貝母」と称される。ステロイドアルカロイド verticine などを含有し、鎮咳、去痰、排膿などを目的として、清肺湯、滋陰至宝湯などの漢方処方に配合される。

## ハッカ（薄荷）

英名：Mentha Herb　　　　ラテン名：Menthae Herba

基原：ハッカ *Mentha arvensis* L. var. *piperascens* Malinv.（シソ科 Labiatae）の地上部

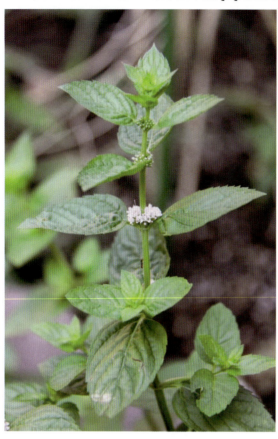
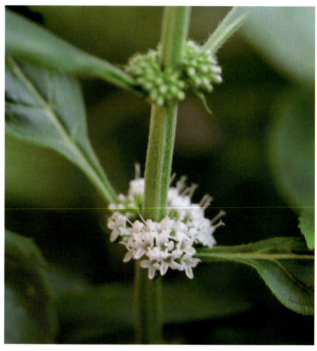

　東アジア温帯に広く分布し、日本各地に自生、栽培される多年生草本で、地下茎は長く伸びて繁殖する。草丈20～80cmで茎は直立し、長楕円形から卵形の葉は十字対生となり、茎葉には腺毛と毛がある。8～10月頃、茎上部の葉腋に淡紫色から白色の小唇形花を多数付け、球状になる。ハッカ属は北半球の温帯には約40種があり、日本には2種が自生しているが、交雑しやすく変種が極めて多い。

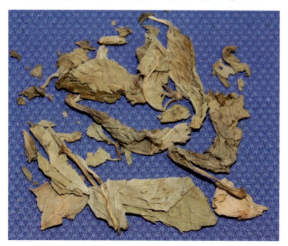

*l*-menthol

　生薬は、茎とそれに対生する葉からなり、特異な芳香があり、口に含むと清涼感がある。モノテルペン *l*-menthol を主成分とする精油を豊富に含有するが、精油含量は葉に多く、茎には少ない。芳香性健胃薬、駆風、矯味矯臭薬とされるほか、水蒸気蒸留によるハッカ油の製造原料となる。また、精神神経用薬、消炎排膿薬とみなされる響声破笛丸、荊芥連翹湯、加味逍遥散、清上防風湯などの漢方処方にも配合される。

## ハマボウフウ（浜防風）

英名：Glehnia Root and Rhizome　　ラテン名：Glehniae Radix cum Rhizoma

基原：ハマボウフウ *Glehnia littoralis* F. Schmidt ex Miq.（セリ科 Umbelliferae）の根及び根茎

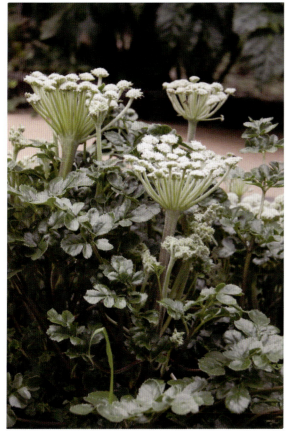
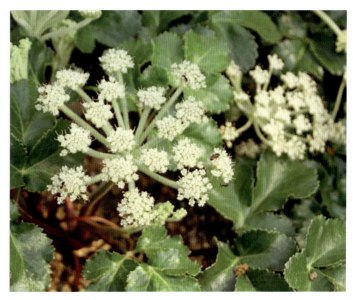

　アジア東部、北米西部の砂浜に分布し、日本全国の海浜に自生する多年草で、直径 1〜3cm の直根が地中深くに伸びる。根茎はときに伸長し肥厚する。草丈 10〜30cm となり、茎には白色の長い軟毛を密生し、肉厚で光沢のある葉は 2 回羽状 3 出複葉で、根生葉には長い柄がある。6〜7 月頃、多数の小さな白色花を複散形花序に付ける。

　生薬は、円柱形から円錐形で外面は褐色、根茎は短く、細かい輪節があり、根には縦じわと多数のいぼ状小突起があり、もろくて折りやすい。ハマボウフウは、中国産ボウフウ（防風）の代用品であるが、中国ではハマボウフウに基づく生薬をホクシャジン（北沙参）と称している。

　ハマボウフウの若い葉は刺身のつまなどとして利用され、八百屋防風ともいわれている。

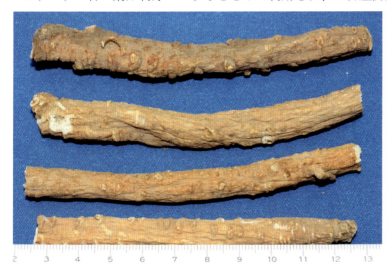

クマリン配糖体 osthenol-7-O-β-gentiobioside、フラノクマリン類を含有する。

osthenol-7-O-β-gentiobioside

## ハンゲ（半夏）

英名：Pinellia Tuber　　　　ラテン名：Pinelliae Tuber

基原：カラスビシャク *Pinnellia ternata* Breitenb.（サトイモ科 Araceae）のコルク層を除いた塊茎

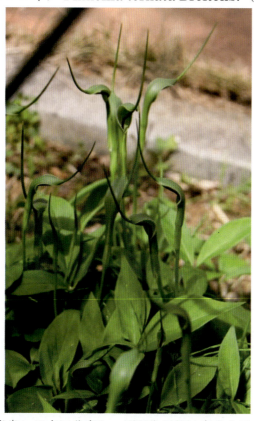
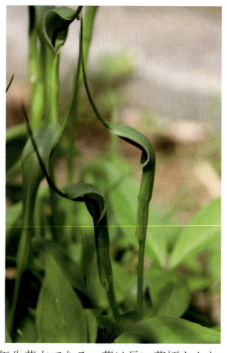

　中国、朝鮮半島、日本に分布し、原野や田畑に自生する多年生草本である。葉は長い葉柄をもち、根生し、開花株では葉身は3全裂する。葉柄の下部、小葉の基部に径3～5mmのムカゴ（珠芽）を付ける。5～7月に緑色あるいは緑白色、長さ6～7cmの仏炎苞に包まれた肉穂花序が付く。8月頃、液果が熟する。四川省、湖北省、安徽省などで生産され、日本には900トン近くが輸入されている。

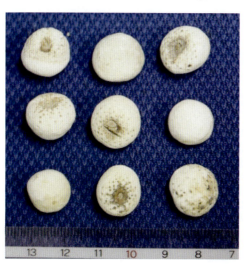

えぐ味物質として homogentisic acid、3,4-dihydrobenzaldehyde やそれらの配糖体が見出されている。

homogentisic acid

3,4-dihydrobenzaldehyde

　生薬は、やや扁圧された径0.7～2.5cm、高さ0.7～1.5cmの球形を呈し、外面は白色から灰白色で上部には地上茎の跡がくぼみとなっており、その周辺には根の跡が細かいくぼんだ点となっている。また、粘液細胞中に含まれるシュウ酸カルシウムの針晶により咽頭や口唇粘膜に対する刺激がある（生姜、乾姜とともに配合されることが多い）。鎮嘔、鎮吐、去痰作用があり、半夏厚朴湯、半夏瀉心湯、六君子湯、柴胡桂枝湯、小柴胡湯、大柴胡湯、麦門冬湯、小青竜湯などの漢方処方に配合されている。

> # ビャクゴウ（百合）
> 英名：Lilium Bulb　　　　ラテン名：Lilii Bulbus

基原：オニユリ *Lilium lancifolium* Thunb., ハカタユリ *L. brownie* F.E. Brown var. *colchesteri* Will., *L. brownie* F.E. Brown 又は *L. pumilum* DC.（ユリ科 Liliaceae）のりん片葉

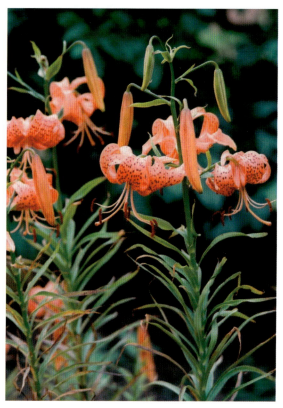

オニユリ *Lilium lancifolium*

　オニユリは、中国原産で、東アジアに自生し、食用、観賞用に広く栽培される多年草である。葉は互生し、長さ 5〜18cm の線状披針形で、葉柄はなく葉腋に肉質なムカゴ（珠芽）を付ける。7〜8 月頃、斜め下向きに咲く花が付き、橙赤色の花被片は披針形で中ほどから強く反り返り、濃色の斑点がある。一方、ハカタユリは標高 1500m 程度の山岳地域に自生するが、食用ユリとして鎌倉時代に導入、栽培されたと思われる。

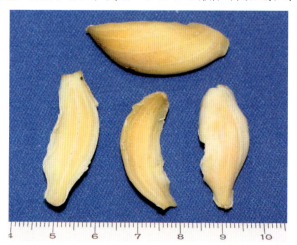

regaloside A

　生薬は、通例蒸したもので、外面は乳白色から淡黄褐色、半透明で頂端が細まった長さ 2〜6cm、幅 0.5〜2cm の長楕円形もしくは長三角形の舟形を呈している。ときに内巻に曲がり、平行な維管束が透けて見える。多量のでんぷんやステロイドサポニンを含有するほか、フェニルプロパノイド配糖体 regaloside 類を含む。鎮咳、去痰、鎮静を目的として、辛夷清肺湯などの漢方処方に配合される。

## ビンロウジ（檳榔子）

英名：Areca　　　　ラテン名：Arecae Semen

基原：ビンロウ *Areca catechu* L.（ヤシ科 Palmae）の種子

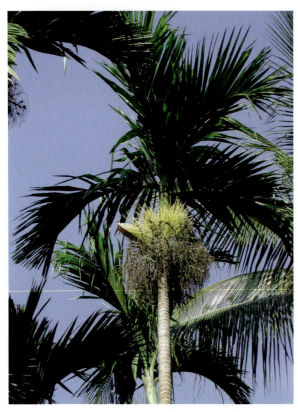
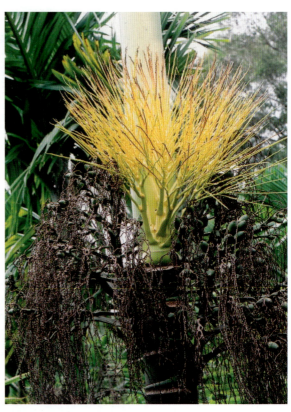

　マレー半島原産で熱帯アジアに広く分布、栽培される樹高 15～30m の常緑高木である。幹は直立し、葉は幹の頂部に叢生する。花穂は分枝し、上部に多数の雄花、下部に雌花を付ける。長さ 5～6cm の卵形果実を一房に 150～250 個付け、深赤色に成熟する。果実の外果皮と中果皮は繊維性に富み、内果皮は膜質で、内部に極めて硬い円錐形種子が 1 個生じる。未熟種子はキンマの葉と消石灰などとともに咀嚼性嗜好料として使用されていた。

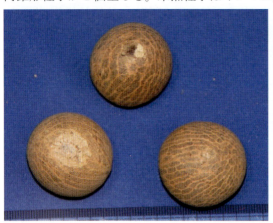
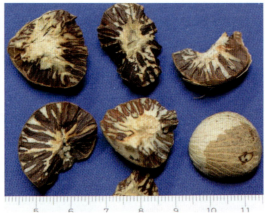
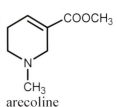

arecoline

　生薬は、高さ約 1.5～3.5cm、径約 2cm の円錐形から扁平なほぼ球形で外面は灰褐色を呈し、網目模様がある。切面は質が密で、灰褐色の種皮が白色の胚乳中に入り込み、大理石様の模様を呈している。副交感神経興奮作用を有するピリジンアルカロイド arecoline は、点眼薬として緑内障の治療に用いられた。また、駆虫薬として椒梅湯などに用いられるほか、九味檳榔湯、女神散などの漢方処方にも配合される。

# ブシ

英名：Processed Aconite Root　　　ラテン名：Aconiti Radix Processa

基原：ハナトリカブト *Aconitum carmichaeli* Debeaux 又はオクトリカブト *A. japonicum* Thunb.（キンポウゲ科 Ranunculaceae）の塊根を修治したもの

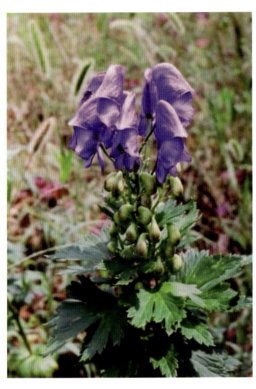
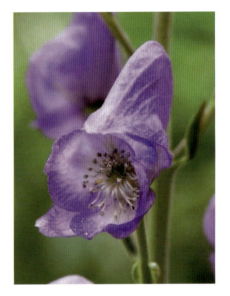

　*Aconitum* 属植物は北半球寒帯から温帯に分布する多年草で、種類が多く分類が困難なグループである。日本で薬用、観賞用として栽培される多くは草丈約 1m で、茎は直立し葉は互生で大きく 3 裂し、各裂片はさらに深く切れ込んでいる。8〜10 月頃、茎頂に青紫色の兜形の花を総状花序に付ける。

　猛毒のジテルペンアルカロイド aconitine 類を含有するため、高圧蒸気処理後乾燥（加工ブシ）、にがりや塩水に漬け乾燥（塩附子）、外皮を剥いだ後、にがりに漬け乾燥（炮附子）などの修治（減毒加工）を行う。これらの修治により aconitine のエステル部位が加水分解され、大幅に減毒される。また、強心作用成分として higenamine を含有する。鎮痛、強心、新陳代謝亢進などの作用があり、真武湯、麻黄附子細辛湯、八味地黄丸、牛車腎気丸、四逆湯などの漢方処方に配合される。

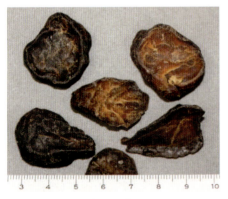

加工ブシ

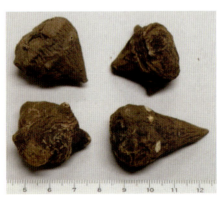

生ブシ（四川省産）

aconitine　R = COCH$_3$
benzoylaconine　R = H

higenamine

## ベラドンナコン

英名：Belladonna Root　　　ラテン名：Belladonnae Radix

基原：*Atropa belladonna* L.（ナス科 Solanaceae）の根

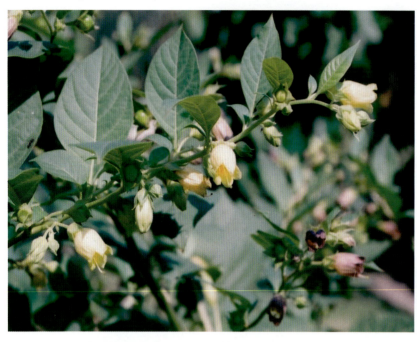

　ヨーロッパ南西部から西アジアの乾燥地域にかけて分布する草丈 1～2m の多年生草本で、先が尖った広卵形の葉を有し、5～6 月頃、紫褐色で釣鐘状の花を付ける。ヨーロッパでは古くから毒草、薬草として有名であった。ベラドンナとは「美しい女性」の意味で、葉の絞り汁を点眼すると瞳孔が散大することから、瞳を大きく見せるために使用したことに由来する。

　生薬は、長さ 10～30cm、径 0.5～4cm、外面は灰褐色から灰黄褐色で、縦じわがある。一部のナス科植物に特有のトロパンアルカロイド *l*-hyoscyamine（抽出単離操作中にラセミ化し *dl*-hyoscyamine = atropine となる）、scopolamine を含有し、副交感神経遮断作用を有している。鎮痙薬や制酸薬とされるベラドンナエキスの製造原料であり、ロートコン、ロートエキスなどと同様に用いられる。

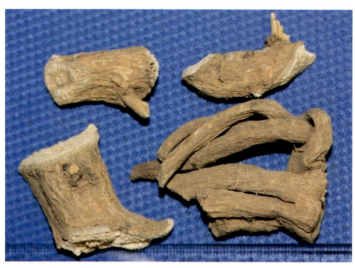

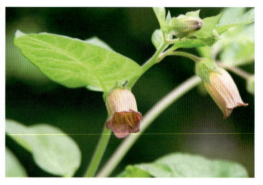

atropine

scopolamine

　ナス科チョウセンアサガオ、キダチチョウセンアサガオ、ヨウシュチョウセンアサガオなどの *Datura* 属にも同様のトロパンアルカロイドが含有されているため、atropine、scopolamine 製造原料とされるが、誤食などに注意を要する有毒植物である。

## ボウイ（防已）

英名：Sinomenium Stem and Rhizome　　ラテン名：Sinomeni Caulis et Rhizoma

基原：オオツヅラフジ *Sinomenium acutum* Rehder et Wilson （ツヅラフジ科 Menispermaceae）
　　　のつる性の茎及び根茎

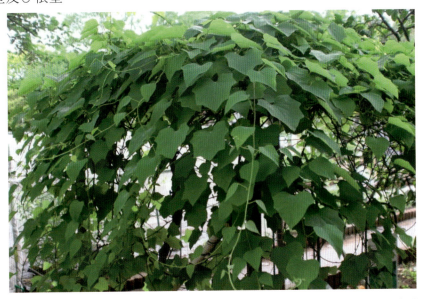

　本州関東南部以西、四国、九州の山地に自生する落葉つる性多年生植物で、ストロンが延びて繁殖し、木質で硬い茎は他のものに巻き付いて長く伸び、長さ 10m、太さ 1cm 以上になる。葉身は、長さ 6～10cm で、5～7 角のある卵円形を呈し、5～10cm の葉柄を有し互生している。葉腋に淡緑色の小花を円錐花序に付ける。

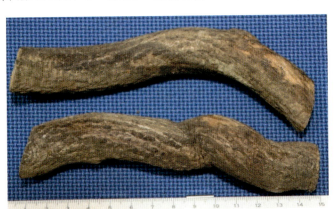
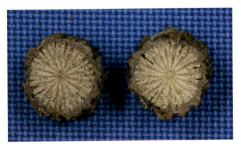

四国産防已の横切面

　生薬は、円形、楕円形の切片で、切面は淡褐色から暗褐色で、灰褐色の導管部と暗褐色の放射組織が交互に放射状に配列する。ベンジルイソキノリンアルカロイド sinomenine を含有し、鎮痛、利尿薬とみなされる疎経活血湯、防已黄耆湯などの漢方処方に少数配合される。

　中国における広防已は、*Aristolochia* 属基原であることから、アリストロキア酸による腎障害の危険性があるため、日本では使用できない。日本の市販品は、全て四国を中心とした日本産である。

sinomenine

## ボウコン（茅根）

英名：Imperata Rhizome　　　ラテン名：Imperatae Rhizoma

基原：チガヤ *Imperata cylindrica* Beauvois（イネ科 Gramineaee）の根茎

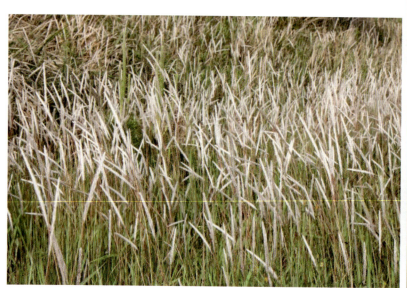
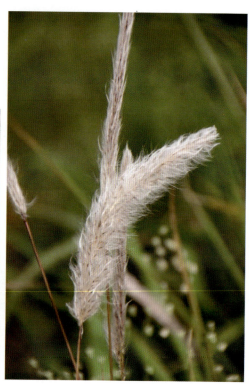

　アジアの亜熱帯から日本各地の河原の草地や日当たりの良い原野に広く自生する多年生草本で、稈は高さ 30～70cm に直立し、節に白毛がある。白色の根茎は円柱状で節があり、地中を長く横に這う。5～6 月頃、葉が出る前に花茎を出し、その先に白色絹状毛が密生した花穂を付ける。根茎や若い花穂は噛むと甘い。銀白色の長毛中に褐色の葯と黒紫色の柱頭がある。

　生薬は、径 0.3～0.5cm の細長い円柱状を呈し、外面は白色で縦じわと 2～3cm ごとに節がある。cylindrin などのトリテルペノイド類を種々含有し、利尿、消炎を目的として、浮腫、排尿困難などに用いられる。

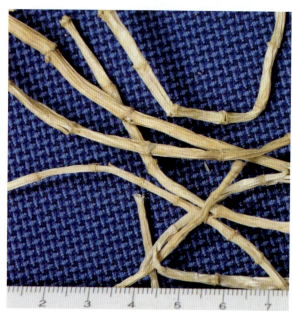

cylindrin

# ボタンピ（牡丹皮）

英名：Moutan Bark　　　　ラテン名：Moutan Cortex

基原：ボタン *Paeonia suffruticosa* Andrews（ボタン科 Paeoniaceae）の根皮

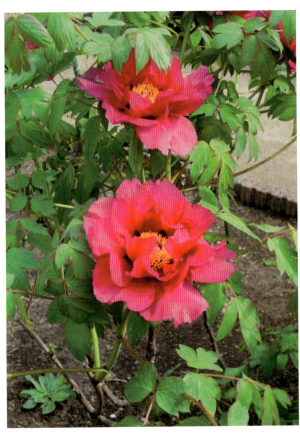
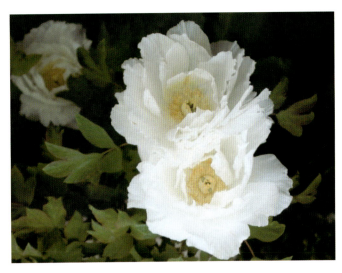

　中国西北部原産、高さ 50～180cm の落葉性低木で、卵形から披針形の小葉からなる 2 回 3 出羽状複葉を有し、4～5 月頃、枝先に径約 20cm の花を単生する。古来日本には薬用として渡来し、その後多くの品種が観賞用にも栽培されるようになった。現在、薬用はほとんどが中国からの輸入であるが、薬用には根を成長させるため開花期に摘花し、4～6 年目に収穫、側根を除き水洗後、芯抜き作業を行い、陽乾する。

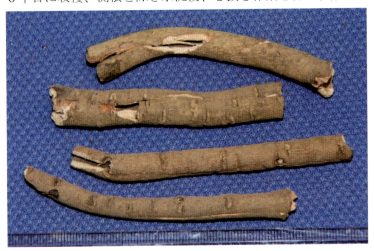

paeonol

　生薬は、長さ 5～8cm、径 1cm ほどの管状から半管状で、外面は灰褐色から帯紫褐色を呈し、ペオノールによる特有の香気が強いものを良品とする。フェノール性化合物 paeonol とその配糖体、モノテルペン配糖体 paeoniflorin などを含有する。駆瘀血薬として配合剤や、桂枝茯苓丸、温経湯、加味逍遙散、大黄牡丹皮湯などの婦人薬、そのほか八味地黄丸、牛車腎気丸などの漢方処方にも配合される。

## マオウ（麻黄）

英名：Ephedra Herb　　　　ラテン名：Ephedrae Herba

基原：*Ephedra sinica* Stapf, *E. intermedia* Schrenik et C.A. Mey. 又は *E. equisetina* Bunge（マオウ科 Ephedraceae）の地上茎

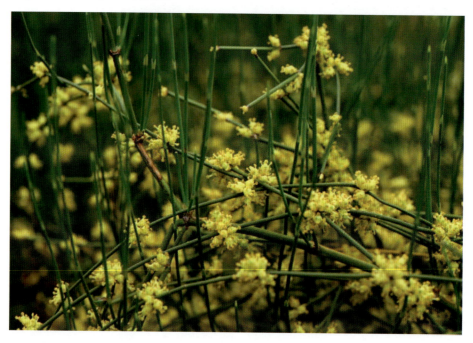

*E. sinica* は中国名・草麻黄と称し、遼寧、河北、山西、陝西などの乾燥高地に分布、自生する高さ 30〜70cm の多年生草本状の小低木であり、*E. intermedia* は中麻黄と称し、甘粛、新彊、青海、内蒙古などの砂地に自生する高さ 1m ほどの低木、*E. equisetina* は木賊麻黄と称し、両地域の乾燥山地に自生する高さ 30〜50cm の小低木である。いずれも雌雄異株で初夏に小花を付け、偽果は肉質で紅熟する。

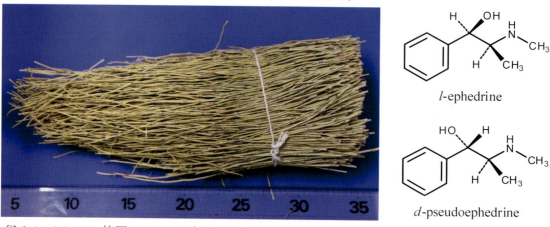

生薬は、径 0.1〜0.2 cm、節間 3〜5cm の細長い円柱状から楕円柱状を呈し、節部に鱗片状の葉（退化した葉）が通例、対をなし、その基部は合着して筒状となっている。外面には多数の平行する縦溝がある。*l*−ephedrine 並びに *d*−pseudoephedrine を主とするフェネチルアミンアルカロイドを含有し、気管支拡張、鎮咳去痰、発汗解熱、鎮痛消炎を目的として、葛根湯、麻黄湯、小青竜湯、神秘湯、麻杏甘石湯、薏苡仁湯、五積散、防風通聖散などに配合される重要生薬である。また、エキスを鎮咳去痰薬の配合剤原料とする。

*l*−ephedrine は交感神経興奮作用による血圧上昇、気管支拡張作用を有する。さらに、中枢神経興奮作用により中枢性鎮咳作用を示すことから喘息、急性・慢性気管支炎などに用いられる。一方、メタンフェタミン、アンフェタミンなどと類似構造を有し、覚せい剤取締法により覚せい剤原料に指定されている。

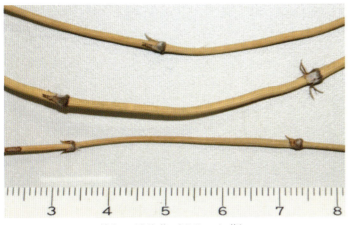
節部の鱗片葉（退化した葉）

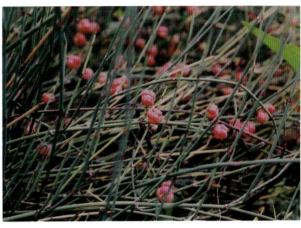
*E. sinica* の果実（偽果）

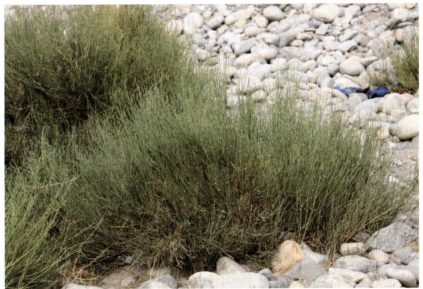
新疆ウイグル自治区における野生マオウ

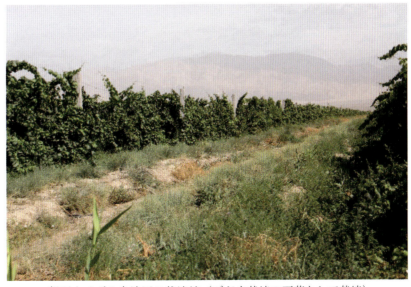
新疆ウイグル自治区の栽培地（ブドウ栽培の下草として栽培）

## マシニン（麻子仁、火麻仁）

英名：Hemp Fruit　　　　ラテン名：Cannabis Fructus

基原：アサ *Cannabis sativa* L.（クワ科 Moraceae）の果実

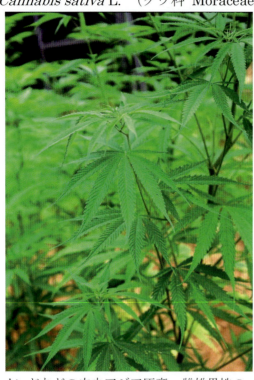
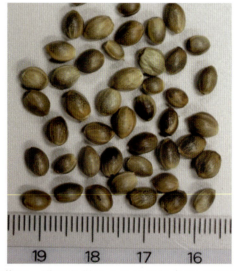

　ブータン、インドなどの中央アジア原産、雌雄異株の一年草で、繊維を得るために世界各地で栽培される。茎は草丈 1〜3m に直立し、5〜11 裂した掌状複葉となり、小葉の縁に粗い鋸歯がある。葉の上面には微毛があり、下面は若い時期には白毛で覆われるが、後に無毛になる。果実は苧実（オノミ）とも呼ばれ、七味唐辛子などの食用、製油原料とされる。果実以外の植物体（特に雌株の花穂）には幻覚成分カンナビノイド類が含まれ、大麻取締法で規制される植物であるため、発芽しないよう熱処理された果実が薬用、食用として流通している。

　生薬は、長さ 4〜5mm のわずかに扁平な卵球形を呈し、外面は艶のある灰緑色から灰褐色で、一端はやや尖り、他の一端には果柄の跡があり、両側に稜線を有する。脂肪油を含有し、緩下を目的とした麻子仁丸、潤腸湯などの漢方処方に配合されている。

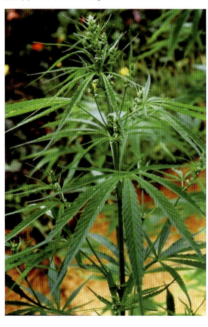

tetrahydrocannabinol (THC)

　未熟果穂の付いた枝や葉に含有される幻覚成分であり、同様の骨格を有する化合物群が危険ドラッグとして包括指定され、取り締りの対象となっている。

## モクツウ（木通）

英名：Akebia Stem　　ラテン名：Akebiae Caulis

基原：アケビ *Akebia quinata* Decne. 又はミツバアケビ *A. trifoliate* Koidz.
　　　（アケビ科 Lardizabalaceae）のつる性の茎

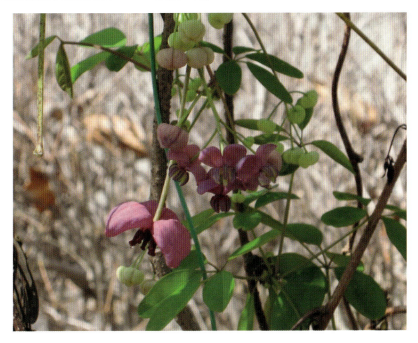

　アケビは、朝鮮半島、中国、日本の本州以南の山野に分布自生する落葉性又は半常緑性の蔓性木本である。掌状複葉で長柄があり、小葉は5枚で全縁長楕円形である。4～5月頃、淡紫色の単性花を短い総状花序に付ける。雄花は径 1.5cm で花序上部に群生し、雌花は径 2.5～3cm で花序下部に 1～2 個付く。ミツバアケビは、中国、北海道以南に分布している。小葉は3枚で幅が広い卵形から広卵形で縁には波状の切れ込みがある。

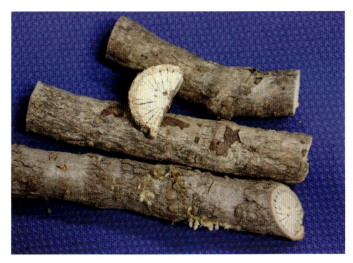

akeboside $St_h$

　生薬は、通例、つる性の茎を輪切りにしたもので、径 1～3cm で皮部は暗灰褐色を呈し、木部は淡褐色の導管部と灰褐色の放射組織が交互に放射状に配列している。トリテルペノイドサポニン akeboside 類を含有し、利水、利尿を目的として尿路疾患、尿量減少や浮腫に適応される五淋散、加味解毒湯、消風散、通導散、当帰四逆湯などの漢方処方にに配合される。

　中国産木通には、ウマノスズクサ科 *Aristolochia manshuriensis* の蔓性茎を基原とする関木通が混在することがあり、腎障害、発がん性を有するアリストロキア酸を含有していることから、木通との誤用に注意が必要である。

## ヨクイニン（薏苡仁）

英名：Coix Seed　　　　ラテン名：Coicis Semen

基原：ハトムギ *Coix lacryma-jobi* L. var. *mayuen* Stapf（イネ科 Gramineae）の種子

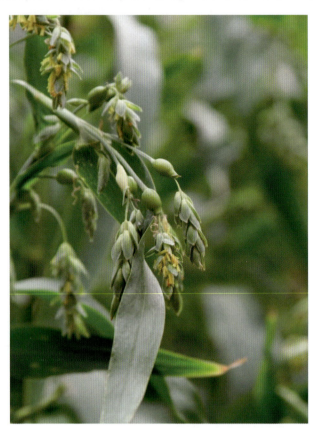

　熱帯アジア原産、中国、日本などアジア各地で栽培される高さ 1〜1.5m の一年生草本である。日本へは享保年間に朝鮮半島を経て、中国から渡来したといわれている。直立分枝した太い稈が叢生し、8〜9 月頃、葉の付け根から下垂した特有の花序を付ける。暗褐色に成熟した果実は楕円球状で、脱穀せずにハトムギと称して、健康食品、茶剤として用いられることも多い。

　生薬は、長さ約 6mm、幅約 5mm の卵形から広卵形で、背面が膨らみ、腹面中央には縦に褐色の深い溝がある。50〜80%のデンプン、タンパク質、脂肪油、グリセリド類などを含有する。解熱、鎮痛、消炎、利尿作用を目的として薏苡仁湯、麻杏薏甘湯などに配合されるほか、いぼ取り、肌荒れ改善などの目的で民間薬として利用される。

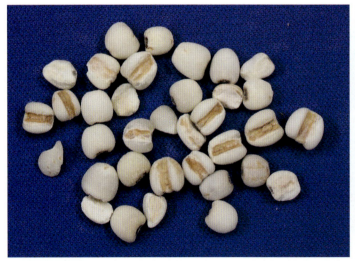

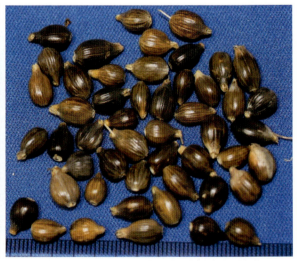

## リュウタン（竜胆）

英名：Japanese Gentian　　　ラテン名：Gentianae Scabrae Radix

基原：トウリンドウ *Gentiana scabra* Bunge, *G. manshurica* Kitag. 又は *G. triflora* Pall.
（リンドウ科 Gentianaceae）の根及び根茎

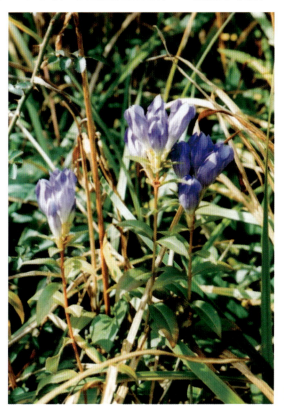
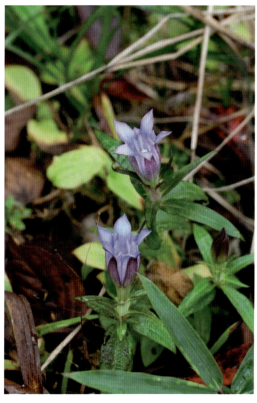

　*Gentiana* 属植物は、亜寒帯から温帯に 3 属 400 種があるといわれ、苦味成分を含有するものが多く、薬用にされてきたものも多い。*G. scabra*, *G. manshurica*, *G. triflora* などは北半球温帯に広く分布する多年生草本であり、8〜10 月頃、鮮藍色から深藍色の花冠を付ける。花冠は筒状から狭い鐘状で上部は 5 裂する。

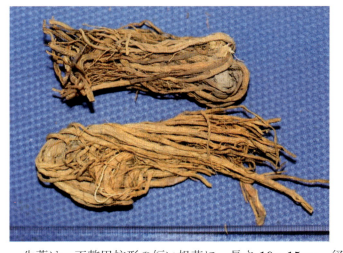

gentiopicroside　　amarogentin

　生薬は、不整円柱形の短い根茎に、長さ 10〜15cm、径約 0.3cm ほどの多くの細長い根を多数付けている。外面は黄褐色から灰黄褐色で、粗い縦じわがあり、質は柔軟である。味は極めて苦く残留性である。苦味成分であるセコイリドイド配糖体 gentiopicroside などを含有し、苦味健胃薬として配合剤の原料とするほか、疎経活血湯、立効散、竜胆瀉肝湯、加味解毒湯などの漢方処方にも配合される。より苦味の強い amarogentin は、同属の *G. lutea* を基原とするゲンチアナやセンブリには含有されるが、リュウタンには含有されない。

## リョウキョウ（良姜）

英名：Alpinia Officinarum Rhizome　　ラテン名：Alpiniae Officinari Rhizoma

基原：*Alpinia officinarum* Hance （ショウガ科 Zingiberaceae）の根茎

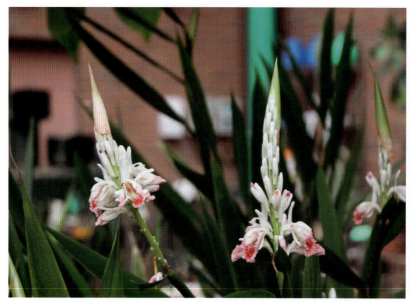
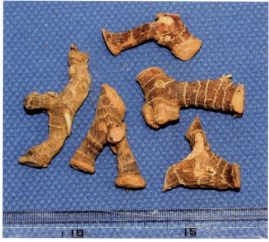

　中国広東省、広西壮族自治区、海南省などに分布、栽培される草丈 40～120cm の多年草で、根茎は分枝しながら長く伸びる。茎は叢生し、先端に赤色の条紋を有する白色花を、長さ 10～12cm の総状花序に付ける。4～6年生の根茎を秋に掘り上げ、ひげ根、地上部を除いて乾燥し、生薬とする。

　生薬は、湾曲した円柱形でしばしば分枝し、長さ 2～8cm、径 0.6～1.5cm、外面は赤褐色から暗褐色を呈する。細かい縦じわと灰白色の輪節があり、ところどころ細根の跡がある。強い特有の芳香を有し、味は極めて苦い。1,8－cineol、α－cadinene などを主成分とする精油、galangin、kaempferide などのフラボノール類を含有する。芳香性健胃、鎮痛、鎮吐、駆風などを目的として、安中散、丁香柿蔕湯などの漢方処方に配合される。

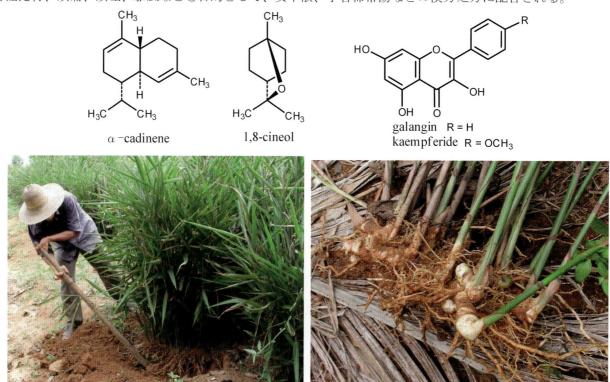

海南省の栽培地での根茎の掘り起こし

# レンギョウ（連翹）

英名：Forsythia Fruit　　　ラテン名：Forsythiae Fructus

基原：レンギョウ *Forsythia suspensa* Vahl （モクセイ科 Oleaceae）の果実

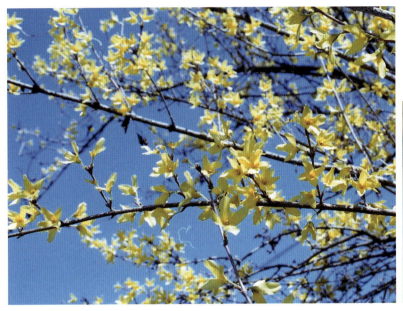

*Forsythia* 属は、高さ 2m ほどの雌雄異株の落葉低木で、黄色の花の花冠の先が深く四裂して広がる。日本で、生垣や庭木に植栽されるのは、レンギョウ、シナレンギョウ、チョウセンレンギョウ、アイノコレンギョウなどである。レンギョウは、中国原産で、3～4 月頃、葉に先立って径約 2.5cm の黄色の花を付ける。花冠の裂片に丸みがあり、枝の髄は中空で新しい枝先が枝垂れて地につくと根を出すのが特徴である。

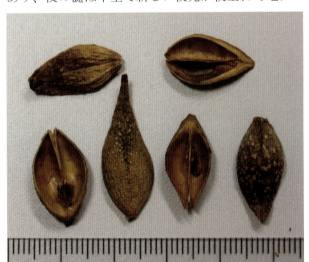

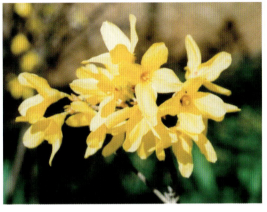

生薬は、長さ 1.5～2.5cm、先端が尖った卵円形から長卵円形で、外面が淡褐色から暗褐色、淡灰色の小隆起点が散在する。縦溝に沿って裂開したものは先端が反り返る。裂開した内面は黄褐色で、中央に隔壁が存在する。oleanolic acid などのトリテルペノイド、arctigenin, matairesinol などのリグナン類とその配糖体、forsythiaside などのフェニルエタノイド配糖体などを含有する。排膿、解毒、消炎、利尿などを目的として、十味敗毒湯、荊芥連翹湯、清上防風湯、治頭瘡一方、防風通聖散などの漢方処方に配合される。

## レンニク（蓮肉）

英名：Nelumbo Seed　　　ラテン名：Nelumbis Semen

基原：ハス *Nelumbo nucifera* Gaertner　（スイレン科 Nymphaeaceae）の内果皮の付いた種子

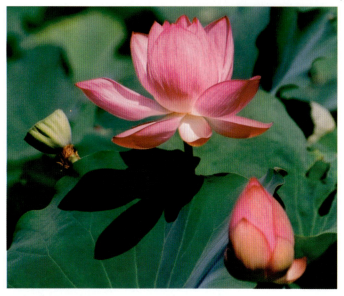
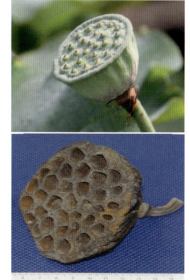

花托

　ヨーロッパ東南部からインド、中国に分布する大型の多年生水生草本で、食用、観賞用として日本に渡来し、肥厚して横走する根茎はレンコンとして食用に供される。径20～50cm の偏円形の葉身は上面に毛を密生、葉縁は波状を呈し、中空で長さ1～2m の葉柄が水面から高く伸びる。7～8月頃、径15～20cm の紅色から白色で、大型の花が長い花柄に1個頂生する。蜂の巣状の花托上の穴に果実が1個ずつ入っている。

　生薬は、長さ 1～1.5cm、幅 0.5～1.2cm、外面淡赤褐色から淡黄褐色を呈する楕円体で一端に乳頭状の突起を有し、その周辺がへこんでいる。内部は黄白色の胚乳からなり、中央にある緑色の胚はときに除かれる。イソキノリンアルカロイド higenamine, methylcorypalline などを含有し、鎮静、強壮、婦人薬として、清心蓮子飲、啓脾湯などの漢方処方に配合される。種子以外にも雄蕊（蓮鬚）、胚（蓮子心）、花托（蓮房）、根茎の節（藕節）、果実（蓮実）、葉（荷葉）など様々な部分が薬用とされる。

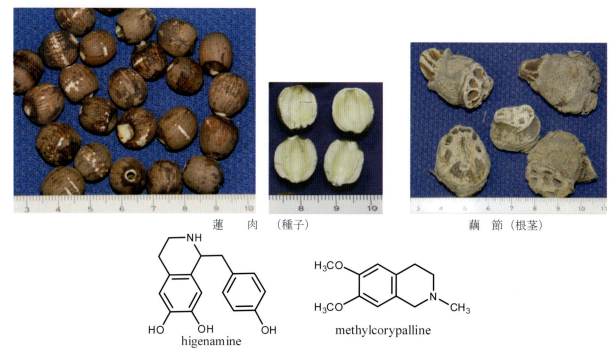

蓮　肉　（種子）　　　　　　　藕　節（根茎）

## ロートコン

英名：Scopolia Rhizome　　　　ラテン名：Scopoliae Rhizoma

基原：ハシリドコロ *Scopolia japonica* Maxim., *S. carniolica* Jacquin 又は *S. parviflora* Nakai
　　　（ナス科 Solanaceae）の根茎及び根

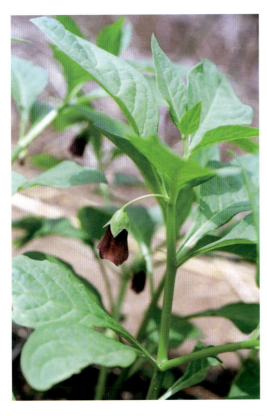

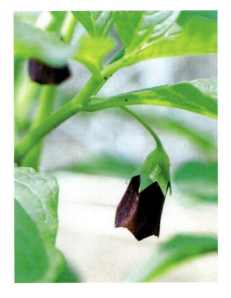

　ハシリドコロは、日本特産で、本州、四国、九州の樹陰地に自生する草丈 30～60cm の多年生草本である。根茎はくびれて横に這い、先端に茎を単生する。4～5月頃、葉腋から、長さ 3～5cm の釣鐘形で濃紫色の花を下垂する。内面は淡緑色で先端は5浅裂する。日本に自生する代表的な有毒植物で、誤食による中毒が多く報告されている。地上部は7月までに枯れ、翌春まで休眠する。

　生薬は、外面灰褐色の不規則に分枝する根茎からなり、ところどころくびれて分節し、しわがある。以前は我が国でも産出したが、現在はほとんどが韓国、中国からの輸入である。トロパンアルカロイド atropine（植物中には *l*-hyoscyamine として存在）や scopolamine を含有し、消化液分泌抑制、鎮痛、鎮痙薬としてロートエキス、ロートエキス散の原料とされ、配合剤に用いられる。

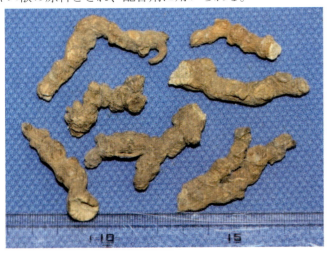

## オリブ油

英名：Olive Oil　　　　ラテン名：Oleum Olivae

基原：*Olea europaea* L.（モクセイ科 Oleaceae）の果実を圧搾して得た脂肪油

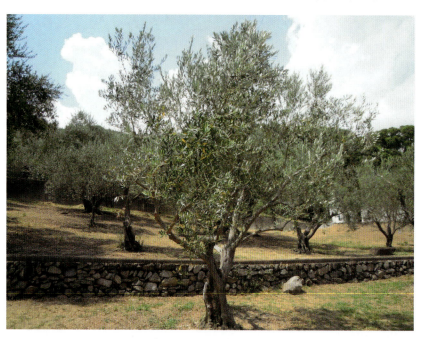

小豆島におけるオリーブ栽培園

　イタリア、ギリシャ、スペインをはじめとする地中海沿岸諸国で栽培されている樹高3～10mの常緑小高木である。細長い葉は革質で厚く対生し、表面は濃緑色、裏面は短毛を有し白色を帯びる。初夏に葉腋に花柄を伸ばし、多数の4深裂する帯黄白色の小花を総状花序に付ける。長さ約1.5cmの楕円形果実は、緑色から黄色に変わり、後に黒紫色に完熟する。日本では、小豆島で栽培されている。

　果実を加熱せずに圧搾してオリブ油が得られる。oleic acid（62～83%）、linolenic acid（3～17%）、palmitic acid（7～18%）のトリグリセリドである。乳剤、軟硬膏剤、リニメント剤などの製剤用基剤として用いられる。また、食用のほか、化粧品や石けんの原料にも用いられる。

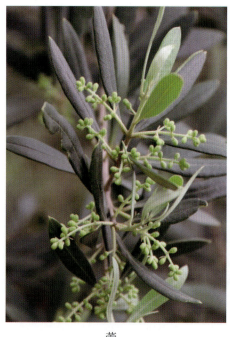
蕾

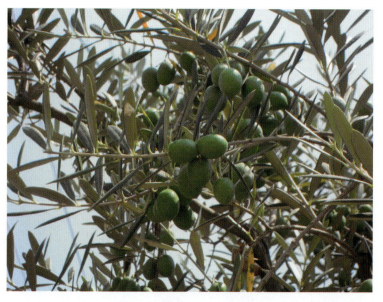
果実

## カカオ脂

英名：Cacao Butter　　ラテン名：Oleum Cacao

基原：カカオ *Theobroma cacao* L.（アオギリ科 Sterculiaceae）の種子から得た脂肪

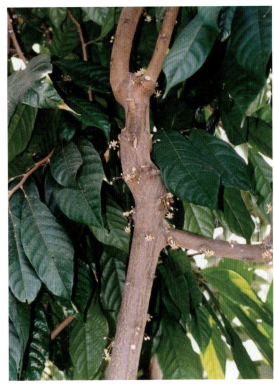
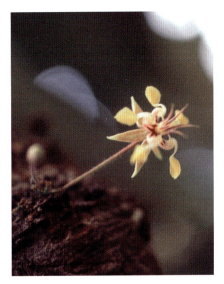

　熱帯アメリカ原産で、アフリカ、東南アジア、中央アメリカなど熱帯各地で栽培される樹高 4～10m の常緑小高木である。径約 1.5cm の黄白色小花が群生して幹や大枝に垂れ下がる(幹生花)。長さ 15～20cm、径 7cm ほどの紡錘形果実は 5 室に分かれ、40～60 個の種子（カカオ豆）が入っている。種子を発酵、炒った後、温圧搾して得た脂肪をカカオ脂とする。融点 31～35℃で、体温で融解するので、各種坐剤の製剤用基剤や化粧品基剤とされる。stearic acid, oleic acid, palmitic acid などを主な構成脂肪酸とするグリセリドである。

　カカオ豆はチョコレート、ココアなどの製菓用原料とされることが多い。キサンチン誘導体である theobromine（約 4％）や caffeine（0.05～0.35％）を含有している。

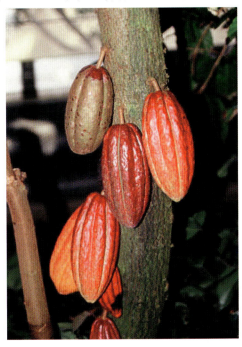

theobromine

## ナタネ油

英名：Rape Seed Oil　　　ラテン名：Oleum Rapae

基原：セイヨウアブラナ *Brassica napus* L. 又はアブラナ *B. rapa* L. var. *oleifera* De Candolle
　　　（アブラナ科 Cruciferae）の種子から得た脂肪油

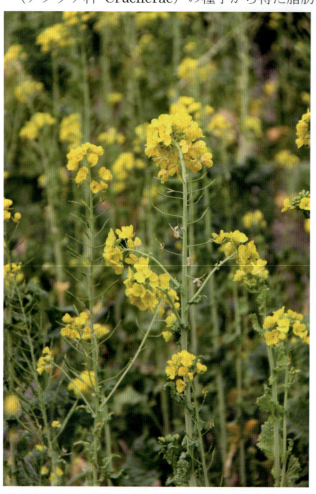
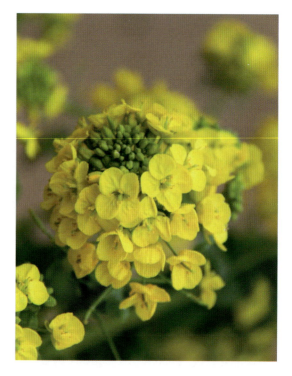

　中国原産で、日本でも古くから採油の目的で各地で栽培される草丈 1～1.5 m の越年草である。根生葉は有柄、茎出葉は無柄で互生し、茎を抱く。4 月頃、黄色十字状花を総状花序に頂生する。長角果は円柱形を呈し、熟すと開裂して黒褐色の小粒状種子を飛ばす。種子は 22～49％の脂肪油を含有し、冷圧してナタネ油を得る。原品種では erucic acid が 45～55％を占めていたが、erucic acid は心筋の障害を引き起こすとされ、WHO では食用油脂中の erucic acid 含量を 5％以下にするよう勧告している。カナダで erucic acid 含量が 1％ 以下に品種改良され、日本は搾油原料のほとんどをカナダから輸入して採油している。軟硬膏剤、リニメント剤などの製剤用基剤とする。

oleic acid　　linoleic acid

erucic scid

## ヒマシ油

英名：Castor Oil　　　ラテン名：Oleum Ricini

基原：トウゴマ *Ricinus communis* L.（トウダイグサ科 Euphorbiaceae）の種子を圧搾して得た脂肪油

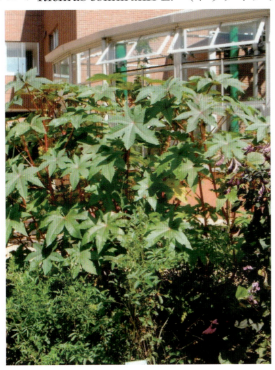
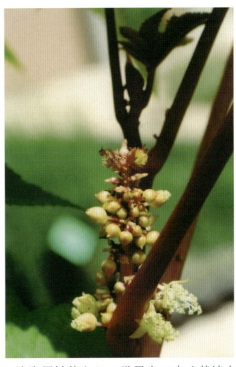

　インドから北アフリカ原産とされるが、古代エジプト以来、油脂用植物として世界中で広く栽培されてきた。熱帯では常緑で低木状の多年生であるが、日本では夏に草丈1～2mとなる一年生草本である。晩夏に茎の先端に総状花序を付けるが、先端部に雌花、下部に雄花を多数付ける。軟らかく長いとげで覆われた果実は3室に分かれ、各室に1個の種子（蓖麻子　ヒマシ）がある。種子は表面が滑らかで紫褐色の大理石様模様を呈し、一端にカルンクラ（種枕）を付ける。

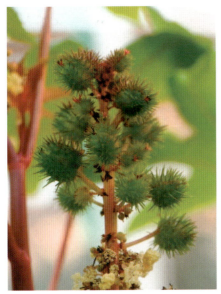
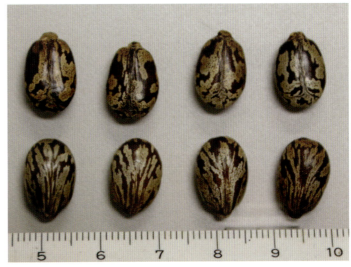

　種子中には脂肪油が30～50% 含まれ、圧搾して得られるヒマシ油は ricinoleic acid, stearic acid などのトリグリセリドからなる。過去には食中毒や慢性便秘の際の峻下剤として利用されたが、現在の日本では、印刷用インクなど工業用に利用されることが多い。採油時の絞りかすには、有毒タンパク質 ricin や有毒アルカロイド ricinine が含まれている。最近、欧米諸国では、ricin が生物化学兵器と成り得るとして恐れられている。

　近年、花序や果実が紅赤色の園芸品種が観賞用に栽培される。

## イヌサフラン

基原：*Colchicum autumnale* L.（ユリ科 Liliaceae）

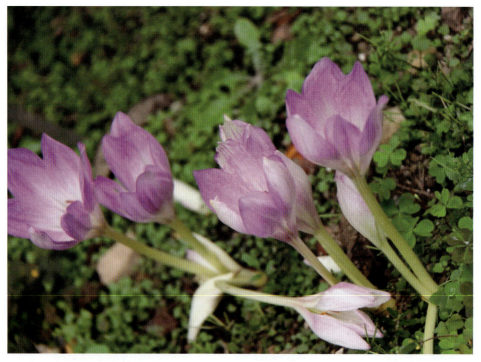

　北アフリカ原産、ヨーロッパ各地の草原に自生する単子葉多年草で、日本各地でも栽培される。9月頃、葉のない時期に、筒部の長さ10cmほどの紅紫色の花を開花する。観賞用植物として広く栽培されている。葉は花後から翌春にかけて出て、5〜6月頃に枯れる。芽生えの時期に、ギョウジャニンニクなどの山菜と間違えて誤食する中毒事故がしばしば報告されている。

　種子（コルヒクム子）並びに鱗茎（コルヒクム）には、トロポロン骨格を有するアルカロイドcolchicineが含有され、痛風発作の予防、緩解、鎮痛を目的として、尿酸排泄剤と併用される。

　また、植物染色体の倍数体形成作用があり、農業用、園芸用の品種改良などにも利用されている。

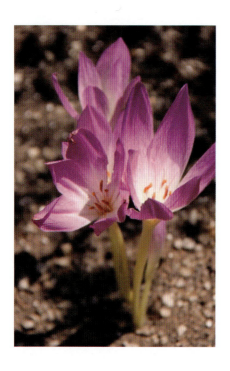

colchicine

## インドジャボク

基原：*Rauwolfia serpentina* Benth. （キョウチクトウ科 Apocynaceae）

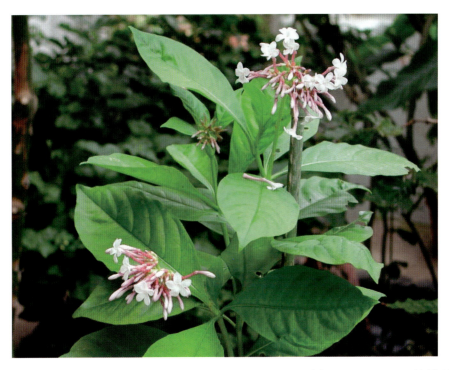

　南アジア、東南アジアに自生する樹高 1 m ほどの常緑低木であり、長さ 10〜15cm の披針形の葉が、対生又は 3〜5 輪生する。葉腋に白色から淡紅色で筒状の花を集散花序に付ける。根は肥大して曲がるが、「印度蛇木」の名称は、根の形状が蛇に似ていることからと名付けられた。また、古くからヘビの咬傷に用いられてきたことにも由来するといわれている。インドの伝統医療アーユルヴェーダにおいて、ヘビやサソリによる咬傷、マラリア、精神病などに用いられてきた重要薬物である。さらに、インドジャボクを処方された患者の血圧が降下することから、抗高血圧薬として利用されるようになった。

　根及び根茎には、インドールアルカロイドであるラウオルフィアアルカロイド reserpine, ajmaline が含有されている。reserpine は統合失調症や高血圧の治療に利用され、ajmaline は不整脈治療薬として用いられる。

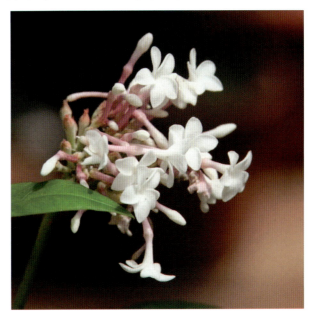

## コカノキ

基原：*Erythroxylon coca* Lam.（コカノキ科 Erythroxylaceae）

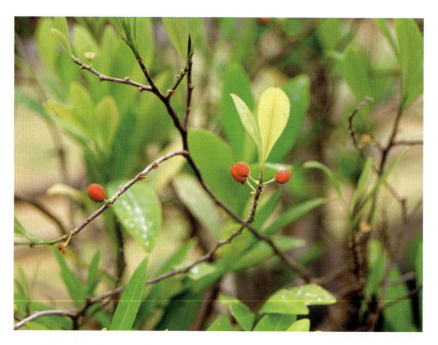

　南米ペルー、ボリビア地方原産の樹高1～2mの常緑低木であり、南米各地、インドネシア、台湾などで栽培される。葉は黄緑色、楕円から倒卵形で全縁で互生する。夏に葉腋に白あるいは黄緑色の小さい花を付け、果実は長さ約1cmの楕円形で、種子を1個含み、秋に赤く熟す。

　葉（コカ葉）にはcocaineなどのトロパンアルカロイドが含まれ、局所表面麻酔薬コカイン塩酸塩の製造原料とされる。procaine（局所麻酔薬）、procainamide（抗不整脈薬）などは、cocaineの化学構造をヒントに導かれた合成医薬品である。

　cocaineは、急性中毒で中枢興奮作用が強く現れ、次いで麻痺に陥り精神錯乱、酩酊状態を呈する。また、乱用により慢性中毒となり、幻覚妄想を主とする精神異常状態を呈し、精神的依存性が極めて強く現れることから、麻薬に指定されている。南米アンデスの原住民は興奮剤として葉を噛んで抗疲労の目的で嗜好料とすることがあるが、日本では、*E. coca*、*E. novogranatense* が麻薬原料植物に指定され、輸出入、栽培、所持などが規制されている。

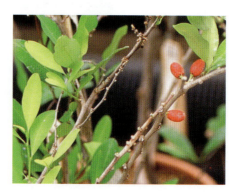

# コーヒーノキ

基原：*Coffea arabica* L.　（アカネ科　Rubiaceae）

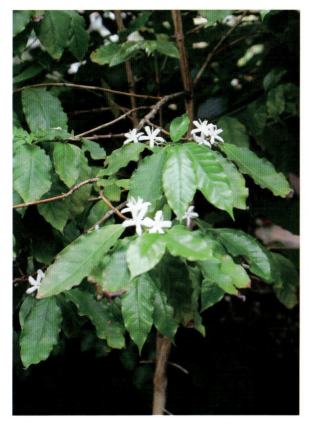

エチオピア高原原産で、樹高 3～5m の常緑低高木である。*Coffea* 属は約 40 種あるが、アフリカやアジア、中南米の緯度 25 度以内（南北回帰線内側）の標高 1500～2000m 前後の高原で広く飲用に栽培され、最も多い種は *C. arabica* である。葉腋に芳香を有する白色花が数個～10 個付き、開花後 8～9 ヶ月で 1.2～1.5cm 楕円体の液果が紅熟する。果肉層の下に 2 個の種子（コーヒー豆）があり、キサンチン誘導体 caffeine（0.8～1.75%）や、chlorogenic acid, caffetannin などを含有する。

コーヒー豆は焙煎して飲料とされるほか、医薬品カフェインの抽出原料として用いられる。中枢神経興奮薬として眠気、倦怠感などに用いられるほか、血管拡張性頭痛などの鎮痛薬とされる。

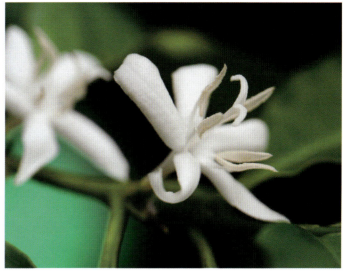

また、ツバキ科チャ *Thea sinensis*（*Camellia sinensis*）の葉にも 1～5% の caffeine が含有され、カフェイン製造原料とされる。

## ジギタリス、ケジギタリス

基原：*Digitalis purprea* L. （ゴマノハグサ科　Scrophulariaceae）
　　　*Digitalis lanata* L. （ゴマノハグサ科　Scrophulariaceae）

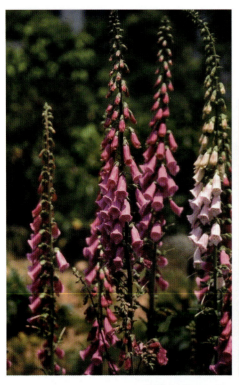
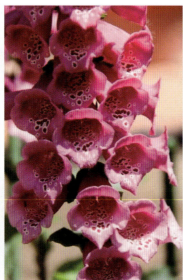

ジギタリス　*D. purprea*

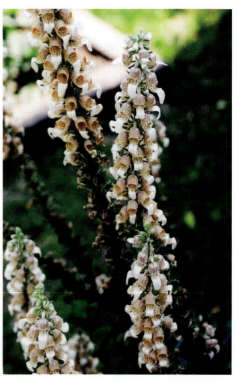

ケジギタリス　*D. lanata*

　ジギタリスは、ヨーロッパ原産、草丈 60〜150cm の多年生草本である。茎は直立し分枝せず、根出葉は長卵形で長さ約 30cm で長い柄がある。上部は長楕円形でちりめん状のしわのある葉が互生する。5〜7 月頃、赤紫色で内面に濃色の斑点のある鐘状の花が長い総状花序に付く。花冠の形が手袋の指に似ていることからキツネノテブクロ（Foxglove）とも称される。古くより葉を乾燥させたものが強心薬として利用され、各国の局方に収載されてきた。花色の変異が幅広く、現在では園芸植物として栽培されている。一方、ケジギタリスは、バルカン半島からハンガリーにかけて分布し、披針形の葉は、短い毛を有し、ほとんどしわがない。花冠は黄白色又は帯褐色で内面に褐色の網目模様があり、白い下唇が長く突き出ているのが特徴的である。

　ジギタリスには digitoxin、ケジギタリスには digoxin, deslanoside, lanatoside C などステロイド骨格を有する強心配糖体が含有されているが、いずれも日本薬局方に収載されている。

　これら4種の強心配糖体に共通する構造上の特徴として、非糖部のステロイド骨格部分は、A/B、C/D 環結合部がいずれも *cis* であり、17β位に5員環不飽和ラクトンを有し、3β、14βに水酸基を有している。さらに、糖部として3β位には 2,6－デオキシ糖である digitoxose が3分子結合している。

## ナンテン

基原：*Nandina domestica* Thunb.（メギ科 Berberidaceae）

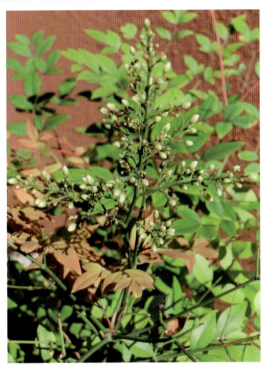
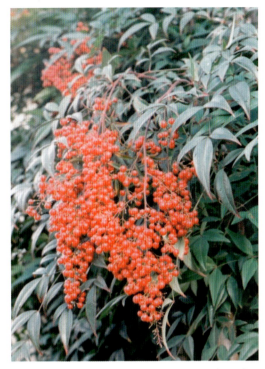

　中国原産の樹高 2m ほどの常緑低木であり、日本では古くに渡来したものが野生化し、西日本に広く分布し庭木としても多く植栽されている。樹皮は黒く縦溝があり、葉は 3〜5 回羽状複葉で互生し、先端の葉の間から花序を伸ばし 6 月頃、多数の白い小花を円錐花序に付ける。晩秋から冬にかけて、径約 7mm の果実が紅熟する。ナンテンの名が「難を転ずる」につながることから、縁起の良い植物として家庭の鬼門に植栽されることも多い。また、赤飯などに葉をのせる風習があるが、葉に含まれるアルカロイド nandinine の分解産物（シアン化合物）に抗菌、防腐作用があると考えられている。

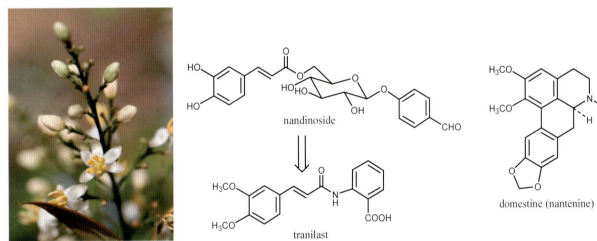

　果実（ナンテンジツ）にイソキノリンアルカロイド domestine などを含有し、鎮咳薬、風邪薬として配合剤原料に用いる。葉に含有される nandinoside に抗アレルギー作用が認められ、この化合物をリードとして気管支喘息、アレルギー性鼻炎、アトピー性皮膚炎などの治療に用いられる tranilast が開発された。一方、ドーピング禁止薬物に指定されている $\beta_2$ 刺激作用を有するアルカロイド higenamine を含有するため、のど飴の摂取がドーピング違反対象とされる可能性があり、注意が必要である。

　薬用には白い果実が良いといわれたことがあるが、特に科学的な根拠はない。

## ニチニチソウ

基原：*Catharanthus roseus* L.（キョウチクトウ科 Apocynaceae）

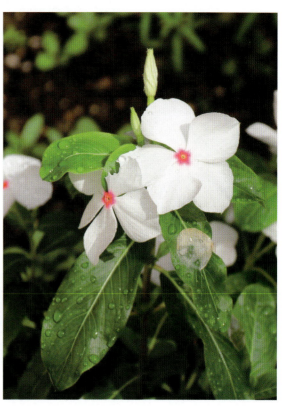

マダガスカル島原産で、原産地や熱帯地方では高さ 70cm ほどの多年草で下部は木質化するが、日本では一年草とされている。日本には江戸時代に渡来し、日々新しい花が開花するのでニチニチソウといわれるようになった。園芸品種として改良され、多種の花色が存在する。マダガスカルの野生種は、伝統的に腹痛などに用いる薬草とされてきた。

1960 年代に、二重分子インドールアルカロイドであるビンカアルカロイド vincristine, vinblastine などが単離され、悪性リンパ腫のホジキン病や小児腫瘍などに有効であることが明らかとされた。これらの硫酸塩が日本薬局方に収載されているが、いずれも、チュブリンに結合し、微小管重合を阻害することにより有糸分裂を抑制し、作用をあらわすとされている。

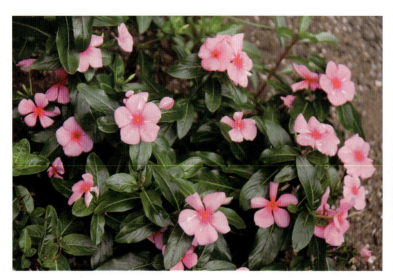

vincristine　R = CHO
vinblastine　R = CH₃

## ポドフィルム

基原：*Podophyllum peltatum* L.（メギ科 Berberidaceae）

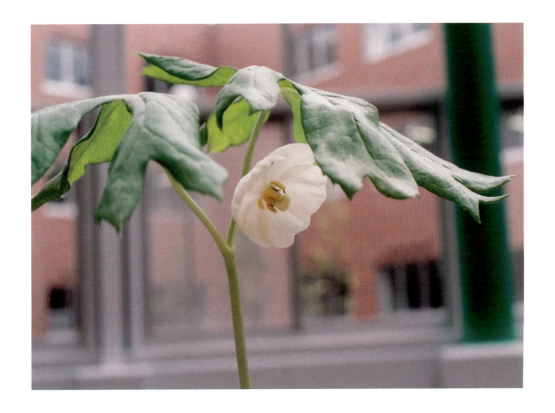

　北米原産で、草丈 30～50cm の多年生草本であり、北米東部の林中に自生するが、現在は栽培もされている。根元より茎が直立し、5～9 に深裂した掌状葉が 2 枚付き、5～6 月頃、翼のように張出した大きな葉の下に径 3～4cm の白色花を下向きに 1 個咲かせる。別名アメリカ八角蓮とも称される。紅熟した果実は食用にもされるが、根茎は北米先住民により古くから駆虫薬や下剤、催吐剤として用いられてきた。

　根茎に含有されるリグナン類の podophyllotoxin は、がん細胞に対する細胞毒性が極めて高く、抗がん剤として開発研究がなされ、誘導体 etoposide, teniposide がトポイソメラーゼ II 阻害作用による抗悪性腫瘍薬として利用されている。

# ムラサキウマゴヤシ

基原：*Medicago sativa* L.（マメ科 Leguminosae）

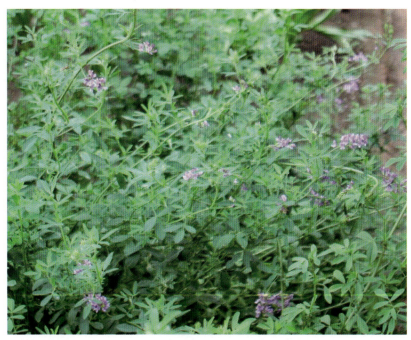

　地中海沿岸から中央アジア原産の多年生草本で、牧草として栽培されている。アルファルファ、ルーサンとも称され、スプラウトの状態で食用にされる。茎は中空で直立し、3小葉からなる葉は互生し、夏に濃紫色から白色の蝶形花を多数短い総状花序に付ける。

　貯蔵中、発酵した地上部に生成されるクマリン誘導体の二量体 dicoumarol に抗血液凝固作用があり、牛馬の出血症による死亡被害が報告された。この血液凝固阻止作用と化学構造をヒントに抗凝血薬である warfarin potassium（ワルファリンカリウム）が開発合成された。

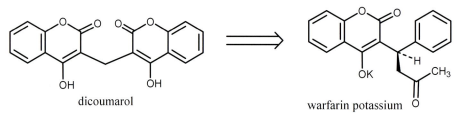

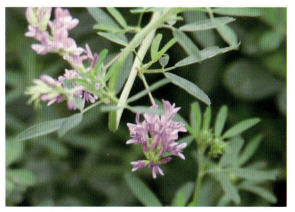

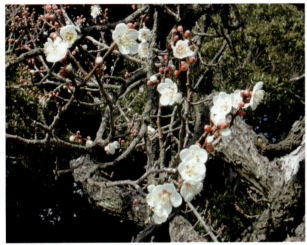
ウメ　*Prunus mume* Sieb. et Zucc.

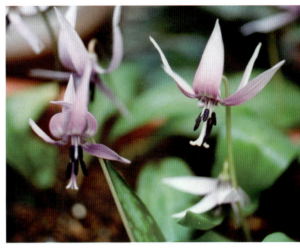
カタクリ　*Erythronium japonica* Decne.

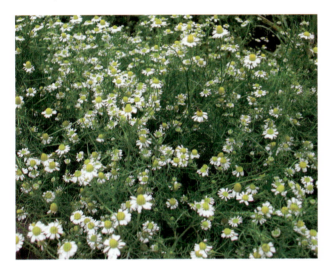
カミツレ　*Matricaria chamomilla* L.

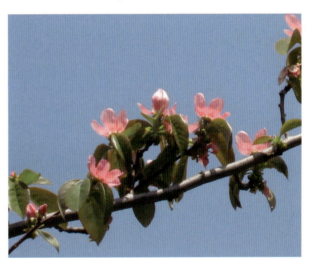
カリン　*Chaenomeles sinensis* Koehne

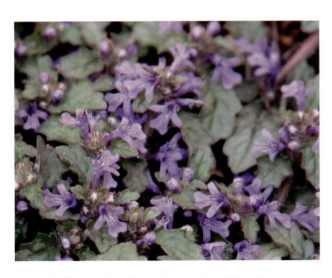
キランソウ　*Ajuga decumbens* Thunb.

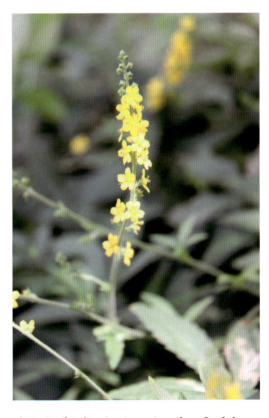
キンミズヒキ　*Agrimonia pilosa* Ledeb.

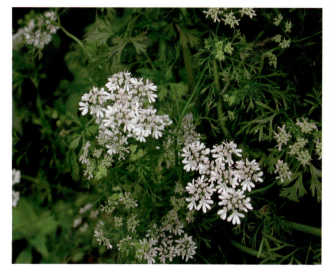
コエンドロ（コリアンダー）*Coriandrum sativum* L.

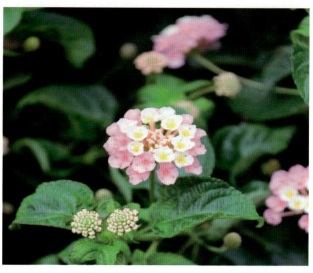
シチヘンゲ（ランタナ）*Lantana camara* L.

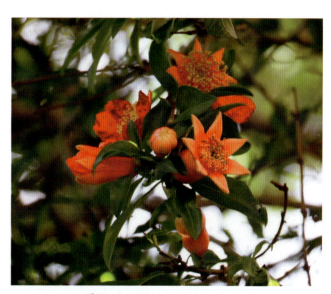
ザクロ *Punica granatum* L.

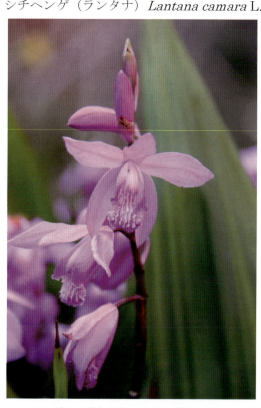
シラン *Bletilla striata* Thunb.

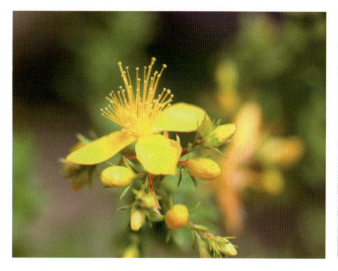
セイヨウオトギリソウ *Hypericum perforatum* L.

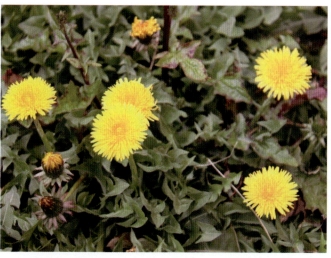
セイヨウタンポポ *Taraxacum officinale* Weber

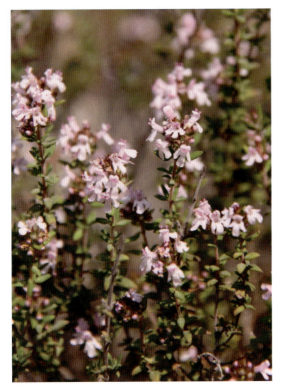
タチジャコウソウ（タイム） *Thymus vulgaris* L.

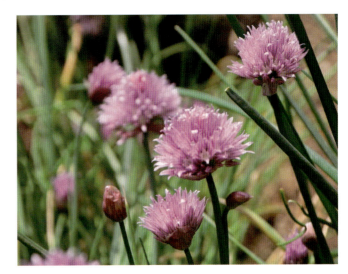
エゾネギ（チャイブ） *Allium schoenoprasum* L.

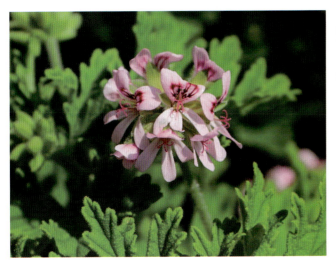
ニオイテンジクアオイ *Pelargonium graveolens* L.

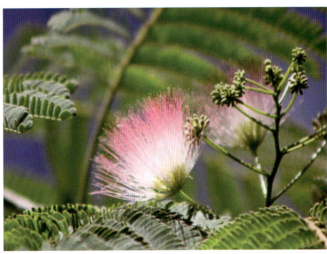
ネムノキ *Albizzia julibrissin* Durazz.

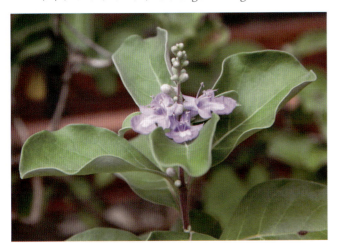
ハマゴウ *Vitex rotundifolia* L.

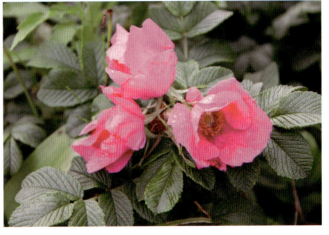
ハマナシ（ハマナス） *Rosa rugosa* Thunb.

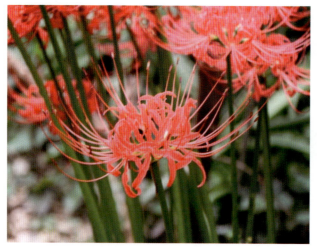
ヒガンバナ（マンジュシャゲ）*Lycoris radiata* Herb.

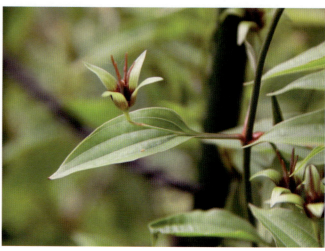
ビャクブ *Stemona japonica* Miq.

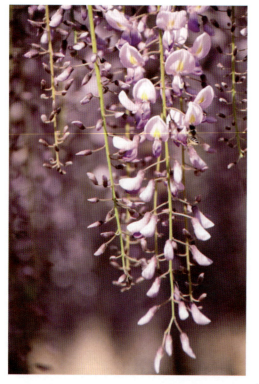
フジ *Wisteria floribunda* DC.

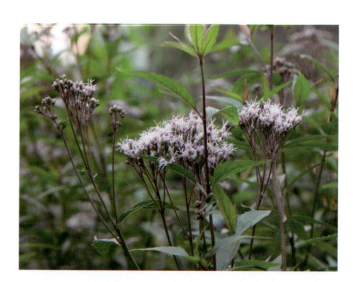
フジバカマ *Eupatorium fortune* Turcz.

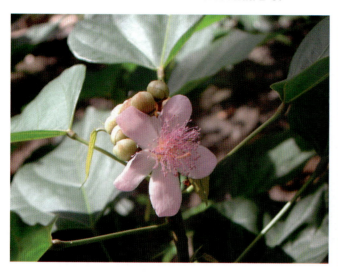
ベニノキ *Bixa orellana* L.

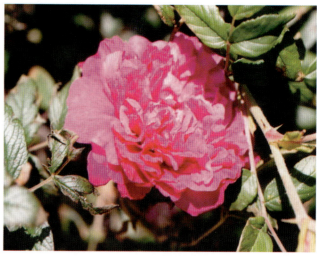
マイカイ *Rosa rugosa* Thunb. var. *plena* Regal

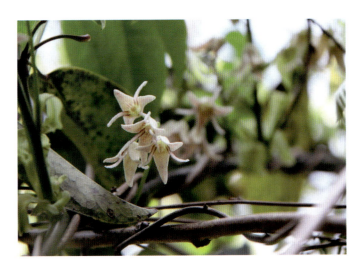
ムベ　*Stauntonia hexaphylla* Decne.

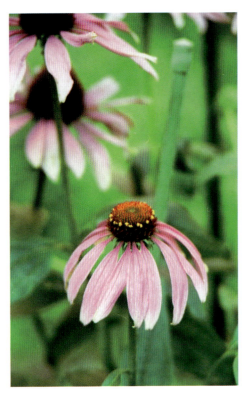
ムラサキバレンギク　*Echinacea angustifolia* DC.

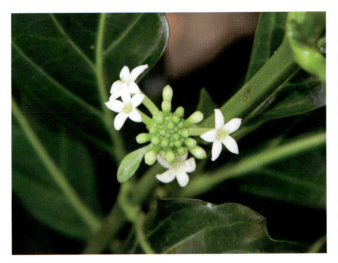
ヤエヤマアオキ（ノニ）　*Morinda citrifolia* L.

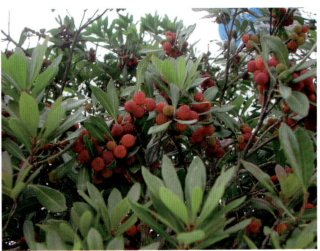
ヤマモモ　*Morella rubra* Lour.

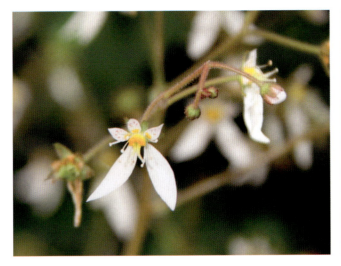
ユキノシタ　*Saxifraga stolonifera* Meerb.

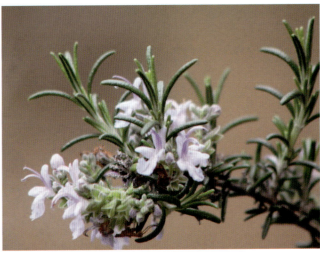
マンネンロウ（ローズマリー）　*Rosmarinus officinalis* L.

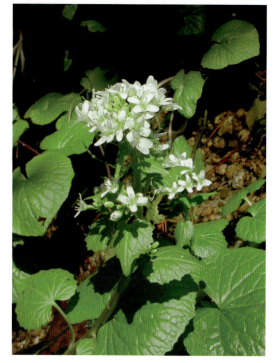
ワサビ *Wasabia japonica* Miq.

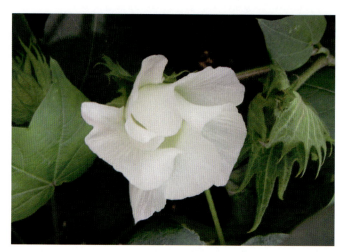
ワタ *Gossypium herbaceum* L.

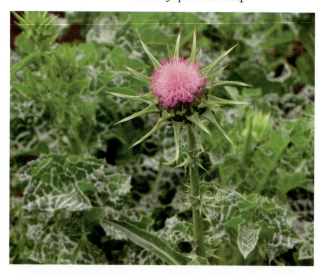
オオアザミ（マリアアザミ）*Silybum marianum* Gaertn.

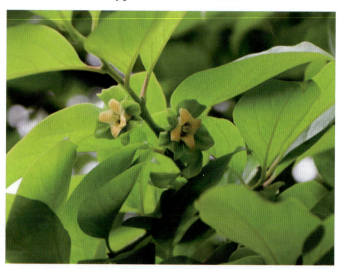
カキ *Diospyros kaki* Thumb.

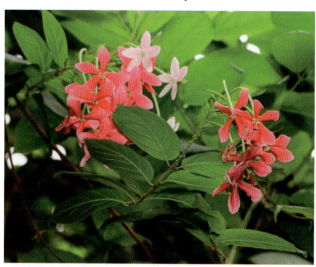
シクンシ *Quisqualis indica* L.

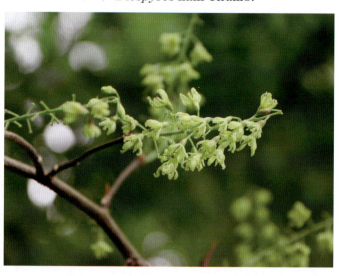
トウサイカチ *Gleditsia sinensis* Lam.

# 日 本 語 索 引

## ア

アイ　83
アオギリ科　111
アカネ　83
アカネ科　48, 74, 81, 117
アカメガシワ　1
アカヤジオウ　51
アケビ　103
アケビ科　103
アサ　102
アブラナ　112
アブラナ科　112
アヘン　2, 3
アマチャ（甘茶）　4, 15
アミガサユリ　89
アメリカ人参　87
アヤメ科　46
アリストロキア酸　97, 103
アルカンナ根　52
アレキサンドリアセンナ　60
アロエ　5
アンズ　28

## イ

イカリソウ　6
板葛根　20
イヌサフラン　114
イヌリン　24
イネ科　98, 104
インドジャボク　115
インヨウカク（淫羊藿）　6

## ウ

ウイキョウ（茴香）　7
ウイキョウ油　7
ウコギ科　71, 86, 87
ウコン（鬱金）　8
ウスバサイシン　45
ウツボグサ　18
ウマノスズクサ科　45
ウメ　123
ウラルカンゾウ　22, 23
ウンシュウミカン　75

## エ

エイジツ（営実）　9
エゾネギ　125
エビスグサ　32, 33
エンゴサク（延胡索）　10

## オ

オウギ（黄耆）　11
オウゴン（黄芩）　12
オウセイ（黄精）　13
オウバク（黄柏）　14
オウレン（黄連）　16, 17
オオアザミ　128
オオツヅラフジ　97
オオバコ　54

オオバコ科　54
オオミサンザシ　47
オクトリカブト　95
オタネニンジン　86, 87
オニユリ　93
オミナエシ科　21
オモダカ科　69
オリブ油　110

## カ

ガガイモ科　43
カカオ　111
カカオ脂　111
カキ　128
カギカズラ　74
カギクルマバナルコユリ　13
加工ブシ　95
カゴソウ（夏枯草）　18
ガジュツ（莪莟）　19
カタクリ　123
カッコン（葛根）　20
カノコソウ（吉草根）　21
カミツレ　123
カラスビシャク　92
カリン　123
カルタゲナ吐根　81
乾地黄　51
カンゾウ（甘草）　15, 22, 23
関木通　103

## キ

キキョウ（桔梗根）　24
キキョウ科　24
キク　25
キクカ（菊花）　25
キク科　25, 36, 40, 62
キササゲ　26
キジツ（枳実）　27, 80
キハダ　14, 83
キバナイカリソウ　6
キバナオウギ　11
キョウオウ（姜黄）　8
強心配糖体　118
キョウチクトウ科　115, 120
キョウニン（杏仁）　28, 79
キランソウ　123
キンギンカ（金銀花）　88
キンポウゲ科　16, 56, 95
キンミズヒキ　123

## ク

クコ　29
クコシ（枸杞子）　29
クサスギカズラ　76
クジン（苦参）　30
クズ　20
クスノキ科　31
クチナシ　48, 83
苦味チンキ　50, 61, 80
クララ　30

グリチルリチン酸　22
クロウメモドキ科　68
クワ科　63, 102

## ケ

ケイヒ（桂皮）　31
ケイヒ油　31
ケイリンサイシン　45
ケシ　2, 3
ケシ科　2, 10
ケジギタリス　118
ケツメイシ（決明子）　32
ゲンノショウコ　34

## コ

コウカ（紅花）　36
コウジン（紅参）　87
広防已　97
コウボク（厚朴）　37
コウホネ　59
コエンドロ　124
コーヒーノキ　117
コガネバナ　12
コカノキ　116
コカノキ科　116
コカ葉　116
ゴシツ（牛膝）　38
ゴシュユ（呉茱萸）　39
コショウ　65
コブシ　57
ゴボウ　40
ゴボウシ（牛蒡子）　40
ゴマ（胡麻）　41
ゴマ科　41
ゴマノハグサ科　51, 118
ゴマ油　41
ゴミシ（五味子）　42
コリアンダー　124
コルヒクム　114
コルヒクム子　114
コンズランゴ　43

## サ

サイコ（柴胡）　44
サイシン（細辛）　45
ザクロ　124
サジオモダカ　69
サトイモ科　92
サドオケラ　62
サネブトナツメ　68
サフラン　46, 83
サラシナショウマ　56
サンザシ（山査子）　47
サンシシ（山梔子）　48
三七人参　87
サンシュユ（山茱萸）　49
サンショウ（山椒）　50, 65
サンソウニン（酸棗仁）　68

## シ

紫雲膏　41, 52
ジオウ（地黄）　51
ジギタリス　118
シクンシ　128
ジコッピ（地骨皮）　29
シコン（紫根）　52
シソ　64
シソ科　12, 18, 64, 70, 90
シチヘンゲ　124
シマカンギク　25
シャクヤク（芍薬）　53
シャゼンシ（車前子）　54
シャゼンソウ（車前草）　54
ジュウヤク（十薬）　55
熟地黄　51
ショウガ科　8, 19, 106
ショウマ（升麻）　56
シラン　124
シンイ（辛夷）　57
辛味料　65

## ス

スイカズラ　88
スイカズラ科　88
スイレン科　59, 108
ステビア　15
スペインカンゾウ　22, 23

## セ

セイヨウアブラナ　112
セイヨウオトギリソウ　124
セイヨウカノコソウ　21
セイヨウタンポポ　124
セネガ　58
セリ科　7, 44, 78, 91
センコツ（川骨）　59
センナ　60
センブリ（当薬）　61

## ソ

ソウジュツ（蒼朮）　62
ソウハクヒ（桑白皮）　63
ソヨウ（蘇葉，紫蘇葉）　64

## タ

ダイウイキョウ（大茴香）　7
ダイオウ（大黄）　66
タイソウ（大棗）　68
ダイダイ　27, 80
代替甘味料　15
タイム　125
タクシャ（沢瀉）　69
タチジャコウソウ　125
タデ科　66
タムシバ　57
陀羅尼助　14
タンジン（丹参）　70

## チ

チガヤ　98
チクセツニンジン（竹節人参）　71, 87
チモ（知母）　72
チャ　117

チャイブ　125
チョウジ（丁子，丁香）　73
チョウジ油　73
チョウセンアサガオ　96
チョウセンゴミシ　42
チョウトウコウ（釣藤鈎，釣藤鉤）　74
チンネベリーセンナ　60
チンピ（陳皮）　75

## ツ

ツヅラフジ科　97

## テ

天然色素原料　83
テンモンドウ（天門冬）　76

## ト

トウガラシ（蕃椒）　65, 77
トウキ（当帰）　78
トウゴマ　113
トウサイカチ　128
トウダイグサ科　1, 113
トウニン（桃仁）　28, 79
トウヒ（橙皮）　27, 80
トウリンドウ　105
トキワイカリソウ　6
ドクダミ　55
ドクダミ科　55
トコン（吐根）　81
トチバニンジン　71
トチュウ（杜仲）　82
トチュウ科　82

## ナ

ナス科　29, 77, 96, 109
ナタネ油　112
ナツミカン　27
ナツメ　68
ナツメグ　85
ナルコユリ　13
ナンテン　119

## ニ

ニオイゼラニウム　125
ニオイテンジクアオイ　125
ニガキ（苦木）　84
ニガキ科　84
ニクズク（肉豆蔲）　85
ニクズク科　85
ニチニチソウ　120
ニンジン（人参）　86
ニンドウ（忍冬）　88

## ネ

ネムノキ　125

## ノ

ノイバラ　9
ノウゼンカズラ科　26
ノニ　127

## ハ

バイモ（貝母）　89
ハカタユリ　93
ハクモクレン　57

ハシリドコロ　109
ハス　108
ハッカ（薄荷）　90
ハッカ油　90
ハトムギ　104
ハナスゲ　72
ハナトリカブト　95
ハブソウ　33
ハマゴウ　125
ハマナシ　125
ハマナス　125
ハマボウフウ（浜防風）　91
バラ科　9, 28, 47, 79
ハルウコン　8
ハンゲ（半夏）　92

## ヒ

ヒガンバナ　126
ヒナタイノコズチ　38
ヒマシ油　113
ヒメハギ科　58
ビャクゴウ（百合）　93
ビャクブ　126
ヒユ科　38
ヒロハセネガ　58
ビンロウ　94
ビンロウジ（檳榔子）　94

## フ

フウロソウ科　34
フジ　126
ブシ　95
フジバカマ　126
フトモモ科　73

## ヘ

ベニノキ　83, 126
ベニバナ　36, 83
ベニバナ油　36
ベラドンナコン　96

## ホ

ボウイ（防已）　97
望江南　33
ボウコン（茅根）　98
ホオノキ　37
ホザキイカリソウ　6
ホソバオケラ　62
ボタン　99
ボタン科　53, 99
ボタンピ（牡丹皮）　99
ホッカイトウキ　78
ポドフィルム　121
ホンアンズ　28

## マ

マイカイ　126
マオウ（麻黄）　100
マオウ科　100
マグワ　63
マシニン（麻子仁，火麻仁）　102
マツブサ科　42
マメ科　11, 20, 22, 30, 32, 60, 122
マリアアザミ　128
マルバダイオウ　67

マンジュシャゲ 126
マンネンロウ 127

## ミ

ミカン科 14, 27, 39, 50, 75, 80
ミシマサイコ 44
ミズキ科 49
ミツバアケビ 103

## ム

ムベ 127
ムラサキ 52, 83
ムラサキウマゴヤシ 122
ムラサキ科 52
ムラサキバレンギク 127

## メ

メース 85
メギ科 6, 119, 121

## モ

モクセイ科 107, 110

モクツウ（木通） 103
モクレン科 37, 57
モモ 79

## ヤ

ヤエヤマアオキ 127
ヤシ科 94
ヤマモモ 127

## ユ

ユキノシタ 127
ユキノシタ科 4
ユリ科 5, 13, 72, 76, 89, 93, 114

## ヨ

ヨクイニン（薏苡仁） 104

## ラ

ラウオルフィア 115
ラカンカ（羅漢果） 15
ランタナ 124

## リ

リオ吐根 81
リュウタン（竜胆） 105
リョウキョウ（良姜） 106
リンドウ科 61, 105

## レ

レンギョウ（連翹） 107
レンニク（蓮肉） 108

## ロ

ローズマリー 127
ロートエキス 109
ロートコン 109

## ワ

ワサビ 65, 128
ワタ 128
ワレリアナ根 21

# 外 国 語 索 引

## A

acetylshikonin 52, 83
Achyranthes bidentata 38
Achyranthes fauriei 38
Achyranthis Radix 38
Aconiti Radix Processa 95
aconitine 95
Aconitum carmichaeli 95
Aconitum japonicum 95
Agrimonia pilosa 123
ajmaline 115
Ajuga decumbens 123
Akebia quinata 103
Akebia trifoliata 103
Akebiae Caulis 103
akeboside St$_h$ 103
Albizzia julibrissin 125
Alisma orientale 69
Alismataceae 69
Alismatis Tuber 69
alismol A 69
Allium schoenoprasum var. foliosum 125
allylisothiocyanate 65
Aloe 5
Aloe africana 5
aloe-emodin 5
Aloe ferox 5
Aloe spicata 5
Alpinia officinarum 106
Alpiniae Officinari Rhizoma 106
Amaranthaceae 38
amarogentin 61, 105
amlexanox 12
amygdalin 28, 79
Anemarrhena asphodeloides 72
Anemarrhenae Rhizoma 72
anethole 7
Angelica acutiloba 78
Angelica acutiloba var. sugiyama 78
Angelicae Actilobae Radix 78
apigenin 25
Apocynaceae 115, 120
Araceae 92
Araliaceae 71, 86, 87
arctigenin 107
Arctii Fructus 40
arctiin 40, 107
Arctium lappa 40
Areca catechu 94
Arecae Semen 94
arecoline 94
Aristolochiaceae 45
Aristolochia manshuriensis 103
aristolochic acid 45, 103
Armeniacae Semen 28
Arnebia euchroma 52
asarinin 45
Asclepiadaceae 43
Asiasari Radix 45

Asiasarum heterotropoides var. mandshuricum 45
Asiasarum sieboldii 45
Asparagi Tuber 76
asparagine 76
Asparagus cochinchinensis 76
asparasaponin 1 76
Astragali Radix 11
astragaloside IV 11
Astragalus membranaceus 11
Astragalus mongholicus 11
Atractylodes chinensis 62
Atractylodes lancea 62
atractylodin 62
Atractylodis Lanceae Rhizoma 62
Atropa belladonna 96
atropine 96, 109
aucubin 82
aucubin plantaginin 54
Aurantii Fructus Immaturus 27
Aurantii Pericarpium 80

## B

baicalein 12
baicalin 12
barbaloin 5
Belladonnae Radix 96
benzoylaconine 95
Berberidaceae 6, 119, 121
berberine 14, 17, 83
bergenin 1
Bignoniaceae 26
Bixa orellana 126
bixin 83
Bletilla striata 124
Boraginaceae 52
bornylisovalerate 21
Brassica napus 112
Brassica rapa var. oleifera 112
Bupleuri Radix 44
Bupleurum falcatum 44
butylidenephthalide 78

## C

α-cadinene 106
caffeine 117
caffetannin 117
Campanulaceae 24
d-camphene 85
Cannabis Fructus 102
Cannabis sativa 102
Caprifoliaceae 88
capsaicin 65, 77
capsanthin 77
Capsicum annuum 77
Capsicumii Fructus 77
Carthami Flos 36
carthamin 36, 83
Carthamus tinctorius 36
caryophyllene 73

Caryophylli Flos 73
Cassia acutifolia 60
Cassia angustifolia 60
Cassia obtusifolia 32
Cassia tora 32
Cassia torosa 33
Cassiae Semen 32
Catalpa bungei 26
Catalpa ovata 26
Catalpae Fructus 26
catalpol 51
catalposide 26
Catharanthus roseus 120
Cephaelis acuminata 81
Cephaelis ipecacuanha 81
chavicine 65
chavicol 73
chikusetsusaponin III, IV 71
chlorogenic acid 47, 88, 117
Chrysanthemi Flos 25
Chrysanthemum indicum 25
Chrysanthemum morifolium 25
chrysantherol 25
Cimicifuga dahurica 56
Cimicifuga foetida 56
Cimicifuga heracleifolia 56
Cimicifuga simplex 56
Cimicifugae Rhizoma 56
cimifugin 56
cimigenol 56
1,4-cineol 19
1,8-cineol 106
cinnamaldehyde 31
Cinnamomi Cortex 31
Cinnamomum cassia 31
Citri Unshiu Pericarpium 75
citronellal 50
Citrus aurantium 27, 80
Citrus aurantium var. daidai 27, 80
Citrus natsudaidai 27
Citrus reticulata 75
Citrus unshiu 75
cocaine 116
coclaurine 57
codeine 2, 3
Coffea arabica 117
Coicis Semen 104
Coix lacryma-jobi var. mayuen 104
colchicine 114
Colchicum autumnale 114
Compositae 25, 36, 40, 62
Condurango Cortex 43
condurangoglycoside A 43
Coptidis Rhizoma 16
Coptis chinensis 16
Coptis deltoidea 16
Coptis japonica 16
Coptis teeta 16
coptisine 17
Coriandrum sativum 124

Cornaceae   49
Corni Fructus   49
*Cornus officinalis*   49
*l*-corydaline   10
Corydalis Tuber   10
*Corydalis turtschaninovii* forma *yanhusuo*
    10
Crataegi Fructus   47
*Crataegus cuneata*   47
*Crataegus pinnatifida* var. *major*   47
crocin   46, 48, 83
Crocus   46
*Crocus sativus*   46
Cruciferae   112
*Curcuma aromatica*   8
*Curcuma kwangsiensis*   19
*Curcuma longa*   8
*Curcuma phaeocaulis*   19
*Curcuma zedoaria*   19
Curcumae Longae Rhizoma   8
Curcumae Rhizoma   19
curcumin   8, 83
curzerenone   19
cyclic AMP   68
cylindrin   98

## D

daidzein   20
daidzin   20
decanoylacetoaldehyde   55
deslanoside   118
dicoumarol   122
*Digitalis lanata*   118
*Digitalis purpurea*   118
digitoxin   118
digoxin   118
3,4-dihydrobenzaldehyde   92
*Diospyros kaki*   128
domestine   119

## E

ecdysterone   38
*Echinacea purpurea*   127
emetine   81
emodin   32
*Ephedra equisetina*   100
*Ephedra intermedia*   100
*Ephedra sinica*   100
Ephedraceae   100
Ephedrae Herba   100
*l*-ephedrine   100
Epimedii Herba   6
*Epimedium grandiflorum* var.
    *thunbergianum*   6
*Epimedium koreanum*   6
*Epimedium pubescens*   6
*Epimedium sagittatum*   6
*Epimedium sempervirens*   6
erucic acid   112
erythritol   15
*Erythronium japonicum*   123
Erythroxylaceae   116
*Erythroxylon coca*   116
etoposide   121
*Eucommia ulmoides*   82

Eucommiaceae   82
Eucommiae Cortex   82
*β*-eudesmol   37, 62
eugenol   73
Euodiae Fructus   39
*Eupatorium fortunei*   126
Euphorbiaceae   1, 113
*Evodia bodinieri*   39
*Evodia officinalis*   39
*Evodia rutaecarpa (Euodia ruticarpa)*   39
evodiamine   39

## F

Foeniculi Fructus   7
*Foeniculum vulgare*   7
formononetin   11
*Forsythia suspensa*   107
Forsythiae Fructus   107
forsythiaside   107
*Fritillaria verticillata* var. *thunbergii*   89
Fritillariae Bulbus   89

## G

galangin   106
*Gardenia jasminoides*   48
Gardeniae Fructus   48
gardenoside   48
geniposide   48
genistein   20
*Gentiana mnshurica*   105
*Gentiana scabra*   105
*Gentiana triflora*   105
Gentianaceae   61, 105
Gentianae Scabrae Radix   105
gentiopicroside   105
Geraniaceae   34
Geranii Herba   34
geraniin   34
*Geranium thunbergii*   34
[6]-gingerol   65
Ginseng Radix   86
Ginseng Radix Rubra   86
ginsenoside Rb$_1$   86, 87
ginsenoside Rg$_1$   86, 87
*Gleditsia sinensis*   128
*Glehnia littoralis*   91
Glehniae Radix cum Rhizoma   91
*Glycyrrhiza glabra*   22, 23
*Glycyrrhiza uralensis*   22, 23
Glycyrrhizae Radix   22
glycyrrhizic acid   22
glycyrrhizin   15, 22
gomisin A   42
*Gossypium herbaceum*   128
Gramineae   98, 104

## H

hesperidin   27, 75, 80
higenamine   95, 108, 119
hinesol   62
homogentisic acid   92
honokiol   37
*Houttuynia cordata*   55
Houttuyniae Herba   55
*Hydrangea macrophylla* var. *thunbergii*   4

Hydrngeae Dulcis Folium   4
*Hypericum perforatum*   124
hyperoside   47

## I

icariin   6
*Illicium verum*   7
*Imperata cylindrica*   98
Imperatae Rhizoma   98
indigo   83
inokosterone   38
Ipecacuanhae Radix   81
ipriflavone   20
Iridaceae   46

## J

jujuboside B   68

## K

kaempferide   106
kessoglycol   21
kikkanol A   25
kukoamine B   29
kuwanon A   63

## L

Labiatae   12, 18, 64, 70, 90
*Lantana camara*   124
Lardizabalaceae   103
Lauraceae   31
laurylaldehyde   55
Leguminosae   11, 20, 22, 30, 32, 60,
    122
ligustilide   78
Liliaceae   5, 13, 72, 76, 89, 93, 114
Lilii Bulbus   93
*Lilium brownii*   93
*Lilium brownii* var. *colchesteri*   93
*Lilium lancifolium*   93
*Lilium pumilum*   93
*d*-limonene   27, 50, 75, 80
linoleic acid   112
liquiritin   22
Lithospermi Radix   52
*Lithospermum erythrorhizon*   52
loganin   49, 88
*Lonicera japonica*   88
Lonicerae Forium cum Caulis   88
luteolin   25
Lycii Fructus   29
*Lycium barbarum*   29
*Lycium chinense*   29
*Lycoris radiata*   126

## M

magnoflorine   37
*Magnolia biondii*   57
*Magnolia heptapeta*   57
*Magnolia kobus*   57
*Magnolia obovata*   37
*Magnolia officinalis*   37
*Magnolia officinalis* var. *biloba*   37
*Magnolia salicifolia*   57
*Magnolia sprengeri*   57
Magnoliaceae   37, 57

Magnoliae Cortex  37
Magnoliae Flos  57
magnolol  37
Malloti Cortex  1
*Mallotus japonicus*  1
mandelonitril  28
D-mannitol  15
*Marsdenia cundurango*  43
matairesinol  107
matairesinoside  107
*Matricaria chamomilla*  123
matrine  30
*Medicago sativa*  122
Menipermaceae  97
*Mentha arvensis* var. *piperascens*  90
Menthae Herba  90
*l*-menthol  90
methylchavicol  57
methylcorypalline  108
methyleugenol  45
mogroside Ⅳ  15
Moraceae  63, 102
Mori Cortex  63
*Morinda citrifolia*  127
morphine  2, 3
morroniside  49
*Morus alba*  63
morusin  63
Moutan Cortex  99
multiflorin A  9
*Myrica rubra*  127
*Myristica fragrans*  85
Myristicaceae  85
Myristicae Semen  85
myristicin  85
Myrtaceae  73

## N

*Nandina domestica*  119
nandinoside  119
Nelumbis Semen  108
*Nelumbo nucifera*  108
nigakilactone A, D  84
noscapine  2, 3
*Nuphar japonicum*  59
nupharamine  59
nupharidine  59
Nupharis Rhizoma  59
Nymphaeaceae  59, 108

## O

obakunone  14
obtusifolin  32
*Olea europaea*  110
Oleaceae  107, 110
oleic acid  112
Oleum Cacao  111
Oleum Olivae  110
Oleum Rapae  112
Oleum Ricini  113
Opium Pulveratum  2
osthenol-7-*O*-gentiobioside  91

## P

paeniflorin  53

*Paeonia lactiflora*  53
*Paeonia suffruticosa*  99
Paeoniaceae  53, 99
Paeoniae Radix  53
paeonol  99
Palmae  94
palmatine  17
Panacis Japonici Rhizoma  71
*Panax ginseng*  86, 87
*Panax japonicus*  71
*Papaver setigerum*  2
*Papaver somniferum*  2, 3
Papaveraceae  2, 10
papaverine  2, 3
Pedaliaceae  41
*Pelargonium graveolens*  125
*Perilla frutescens* var. *crispa*  64
perilla ketone  64
Perillae Herba  64
*l*-perillaldehyde  64
Persicae Semen  79
Phellodendri Cortex  14
*Phellodendron amurense*  14
*Phellodendron chinense*  14
phyllodulcin  4, 15
physalien  29
*Picrasma quassioides*  84
Picrasmae Lignum  84
*Pinellia ternata*  92
Pinelliae Tuber  92
*α*-pinene  57, 85
pinoresinol  82
piperine  65
Plantaginaceae  54
Plantaginis Herba  54
Plantaginis Semen  54
*Plantago asiatica*  54
Platycodi Radix  24
platycodin D  24
*Platycodon grandiflorus*  24
podophyllotoxin  121
*Podophyllum peltatum*  121
*Polygala senega*  58
*Polygala senega* var. *lactifolia*  58
Polygalaceae  58
Polygonaceae  66
Polygonati Rhizoma  13
*Polygonatum cyrtonema*  13
*Polygonatum falcatum*  13
*Polygonatum kingianum*  13
*Polygonatum sibiricum*  13
procainamide  116
procaine  116
protopine  10
*Prunella vulgaris* var. *lilacina*  18
Prunellae Spica  18
*Prunus armeniaca*  28
*Prunus armeniaca* var. *ansu*  28
*Prunus mume*  123
*Prunus persica*  79
*Prunus persica* var. *davidiana*  79
*Prunus sibirica*  28
*Pseudocydonia sinensis*  123
*d*-pseudoephedrine  100
*Pueraria lobata*  20

Puerariae Radix  20
puerarin  20
*Punica granatum*  124
purpurin  83

## Q

quercitrin  55
*Quisqualis indica*  128

## R

Ranunculaceae  16, 56, 95
*Rauwolfia serpentina*  115
regaloside A  93
*Rehmannia glutinosa*  51
*Rehmannia glutinosa* var. *purpurea*  51
Rehmanniae Radix  51
reserpine  115
Rhamnaceae  68
Rhei Rhizoma  66
*Rheum coreanum*  66
*Rheum officinale*  66
*Rheum palmatum*  66
*Rheum rhaponticum*  67
*Rheum tanguticum*  66
rhynchophylline  74
ricin  113
*Ricinus communis*  113
*Rosa multiflora*  9
*Rosa rugosa*  125
*Rosa rugosa* var. *plena*  126
Rosaceae  9, 28, 47, 79
Rosae Fructus  9
*Rosmarinus officinalis*  127
Rubiaceae  48, 74, 81, 117
Rutaceae  14, 27, 39, 50, 75, 80
rutecarpine  39

## S

safflor yellow  36
safflower oil  36
safrole  45
saikosaponin a  44
*Salvia miltiorrhiza*  70
Salviae Miltiorrhizae Radix  70
*α*-sanshool  50, 65
*β*-sanshool  65
Saururaceae  55
Saxifragaceae  4
*Schisandra chinensis*  42
Schisandraceae  42
Schisandrae Fructus  42
schizandrin  42
scopolamine  96, 109
*Scopolia carniolica*  109
*Scopolia japonica*  109
*Scopolia parviflora*  109
Scopoliae Rhizoma  109
Scrophulariaceae  51, 118
*Scutellaria baicalensis*  12
Scutellariae Radix  12
Senegae Radix  58
senegin-Ⅱ  58
Sennae Folium  60
sennoside A, B  60, 67
Sesami Semen  41

sesamin 41
sesamolin 41
*Sesamum indicum* 41
shikonin 52, 83
sibiricoside A 13
*Silybum marianum* 128
Simaroubaceae 84
sinigrin 65
Sinomeni Caulis et Rhizoma 97
sinomenine 97
*Sinomenium acutum* 97
Solanaceae 29, 77, 96, 109
*Sophora flavescens* 30
Sophorae Radix 30
D-sorbitol 15
*Stauntonia hexaphylla* 127
*Stemona japonica* 126
Sterculiaceae 111
stevioside 15
*Swertia japonica* 61
Swertiae Herba 61
swertiamarin 61
*Sxifraga stolonifera* 127
*Syzygium aromaticum* 73

## T

tanshinone I 70
tanshinone II A 70
tetrahydrocnanabinol 102
*Thea sinensis* 117
*Theobroma cacao* 111
theobromine 111
*Thymus vulgaris* 125
timosaponin A-1 72
tranilast 119
*Traxacum officinale* 124

## U

Umbelliferae 7, 44, 78, 91
*Uncaria macrophylla* 74
*Uncaria rhynchophylla* 74
*Uncaria sinensis* 74
Uncariae Uncis cum Ramulus 74
ursolic acid 18

## V

*Valeriana fauriei* 21
*Valeriana officinalis* 21

Valerianaceae 21
Valerianae Radix 21
veriticine 89
vinblastine 120
vincristine 120
*Vitex rotundifolia* 125

## W

warfarin potassium 122
*Wasabia japonica* 128
*Wisteria floribunda* 126
wogonin 12

## X

xylitol 15

## Z

Zanthoxyli Piperiti Pericarpium 50
*Zanthoxylum piperitum* 50
Zingiberaceae 8, 19, 106
Zizyphi Fructus 68
*Zizyphus jujuba* var. *inermis* 68
*Zizyphus jujuba* var. *spinosa* 68

―――――― 著者略歴 ――――――

木島 孝夫

    千葉科学大学副学長、薬学部教授

    薬学博士

    京都薬科大学製薬化学科卒業

    米国ノースカロライナ大学薬学部博士留学

    京都薬科大学助教授を経て、

    千葉科学大学薬学部薬用資源学教授、現在に至る。


髙﨑 みどり

    千葉科学大学薬学部教授

    博士（薬学）

    京都薬科大学薬学科卒業

    オーストラリア国立大学博士留学

    京都薬科大学講師、千葉科学大学薬学部准教授を経て、

    千葉科学大学薬学部薬用資源学教授、現在に至る。


薬用植物と生薬

四季を彩る薬用植物百撰とその生薬の写真

定　価（本体 4,000 円＋税）

編者承認
検印省略

| 編　著 | 木　島　孝　夫<br>髙　﨑　みどり | 平成 30 年 2 月 26 日 初版発行© |
|---|---|---|

発行所　株式会社　廣 川 書 店

〒113-0033　東京都文京区本郷 3 丁目27番14号

電話 03(3815)3651　FAX 03(3815)3650